ÉTUDES CLINIQUES

ET

ANATOMO - PATHOLOGIQUES

PAR

O. LARCHER

DOCTEUR EN MÉDECINE

ANCIEN INTERNE ET LAURÉAT DES HÔPITAUX DE PARIS
LAURÉAT DE L'INSTITUT DE FRANCE
DE LA FACULTÉ ET DE L'ACADÉMIE DE MÉDECINE DE PARIS, ETC.

PARIS

P. ASSELIN, SUCCESSEUR DE BÉCHET JEUNE ET LABÉ,

ÉDITEUR DES ARCHIVES GÉNÉRALES DE MÉDECINE

Place de l'Ecole-de-Médecine.

1869

ÉTUDES

CLINIQUES ET ANATOMO-PATHOLOGIQUES.

DU MÊME AUTEUR

Des ulcérations intestinales dans l'Erysipèle, in-8. (Extrait des *Archives générales de médecine*, 6ᵉ série, t. IV, p. 689 et suivantes. Paris, 1864.)

Contributions à l'Histoire des Polypes fibreux intra-utérins, à apparitions intermittentes, in-8. (Extrait des *Archives générales de médecine*, 6ᵉ série, t. IX, p. 39, 193; Paris, 1867). Mémoire récompensé par l'Institut de France (Académie des sciences) et par l'Académie de Médecine de Paris.

Pathologie de la Protubérance annulaire, in-8 de 210 pages; Paris, 1868. Ouvrage couronné par la Faculté et par l'Académie de médecine de Paris.

De la rupture spontanée de l'Utérus et de quelques autres particularités, dans leurs rapports avec les polypes fibreux intra-utérins; in-8. (Extrait des *Archives générales de médecine*, 6ᵉ série, t. X). Mémoire récompensé par l'Institut de France (Académie des sciences).—2ᵐᵉ tirage. Paris, 1869.

Études de Médecine comparée, in-8; Paris, 1869.

SOUS PRESSE:

Thérapeutique des maladies chirurgicales de l'enfance, par T. HOLMES, chirurgien de St-George's Hospital, à Londres; traduction française, avec additions et annotations, par le Dᵣ O. LARCHER. Un vol. in-8 de 800 pages, avec figures.

Paris. A. PARENT, imprimeur de la Faculté de Médecine, rue Mᵣ-le-Prince, 31.

ÉTUDES CLINIQUES

ET

ANATOMO - PATHOLOGIQUES

PAR

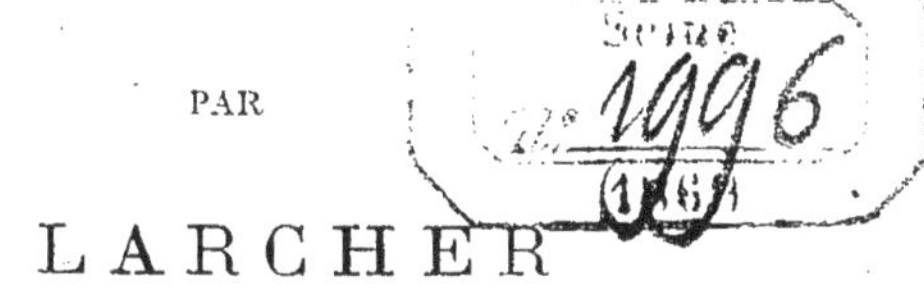

O. LARCHER

DOCTEUR EN MÉDECINE

ANCIEN INTERNE ET LAURÉAT DES HÔPITAUX DE PARIS
LAURÉAT DE L'INSTITUT DE FRANCE
DE LA FACULTÉ ET DE L'ACADÉMIE DE MÉDECINE DE PARIS, ETC.

<hr>

PARIS

P. ASSELIN, SUCCESSEUR DE BÉCHET JNE ET LABE

ÉDITEUR DES ARCHIVES GÉNÉRALES DE MÉDECINE

Place de l'École-de-Médecine.

1869

ARTICLE PREMIER

Rupture spontanée du Ventricule gauche du cœur.

Un homme, âgé de 71 ans, pensionnaire de l'Institution de Sainte-Périne, était en traitement depuis quelques jours pour des accidents nerveux qui consistaient surtout en cauchemars pendant la nuit et vertiges le matin au réveil.

Le 10 janvier 1864, il entre à l'infirmerie avec une constipation opiniâtre; il se plaint, en outre, d'une soif vive qu'il ressent depuis une semaine environ. Cependant les urines, assez abondantes, ont été examinées déjà à plusieurs reprises, et à divers moments de la journée, sans qu'on ait pu y rencontrer jamais les traces les plus légères de la présence du sucre.

La journée se passe assez calme, et, sous l'influence d'une potion antispasmodique, les troubles nerveux, d'ailleurs légers, semblent avoir disparu vers le soir. A neuf heures et demie pourtant, M. M... est de nouveau en proie à une agitation, qui, cette fois, est très-grande : les muscles pectoraux se contractent spasmodiquement, et la dyspnée paraît extrême.

L'auscultation, pratiquée pendant un intervalle de repos, ne révèle rien d'insolite du côté des poumons : à peine quelques râles sibilants au niveau des grosses bronches. Les battements du cœur sont tumultueux, irréguliers, sans que toutefois on puisse constater la production d'aucun bruit anomal. A la percussion, les deux poumons offrent une sonorité parfaite, seulement un peu exagérée en arrière, de chaque côté de la colonne vertébrale. Le volume du cœur ne paraît pas être augmenté; les limites de la matité sont normales, et la cavité péricardique ne semble être le siége d'aucune distension. — Une potion, renfermant 10 gouttes de teinture éthérée de digitale et 50 centigrammes de poudre de valériane, est donnée par cuillerée à bouche, d'heure en heure.

A onze heures, la dyspnée persiste, en laissant toutefois au malade quelques intervalles de calme : l'agitation générale est grande, mais l'intelligence et la parole ne sont point altérées. Aucune douleur n'est accusée en quelque point que ce soit ; la dyspnée seule est extrême, et pourtant le malade ne fait aucun effort pour se mettre sur son séant ; il préfère même à cette attitude le décubitus horizontal. L'auscultation et la percussion de la région précordiale ne révèlent rien de nouveau. Le pouls est fréquent, plein, avec intermittences irrégulières. Les membres supérieurs sont complétement œdématiés, et aucune trace apparente de veines n'existe au niveau du pli du coude : les membres inférieurs sont œdématiés également dans la plus grande partie de leur étendue, et les deux saphènes de chaque côté sont perdues au milieu de cet œdème. Cependant, au niveau de la malléole interne, la lancette plongée dans les parties œdématiées, suivant le trajet connu de la saphène, donne issue à un sang noir et épais. Le pied, mis dans un bain d'eau tiède, y est maintenu pendant cinq minutes, et le malade éprouve quelque soulagement. Placé de nouveau dans le décubitus horizontal, la tête élevée, M. M... semble être en effet un peu plus calme, et bientôt il s'endort.

A minuit, il se réveille en sursaut et accuse de nouvelles angoisses : la face se congestionne, l'œdème des membres inférieurs et supérieurs est devenu plus considérable. L'auscultation, pratiquée de nouveau, révèle, en arrière, à la base de l'un et l'autre poumon, la production d'un râle crépitant très-humide, à bulles fines, inégales, et lié aux deux temps de la respiration : 4 grammes d'acétate d'ammoniaque sont ajoutés dans la potion. Tout à coup le malade se calme complétement ; il assure, d'une voix nette et ferme, qu'il se sent beaucoup mieux, mais très-fatigué, et il finit une fois encore par s'endormir.

A trois heures du matin, l'infirmier voulant faire prendre à M. M... une cuillerée de la potion, celui-ci le remercie en disant qu'il n'a besoin de rien ; il demande surtout « qu'on le laisse dormir. » A six heures du matin, l'infirmier, s'approchant de nouveau du malade, est frappé de la pâleur de la face, et réclame en toute hâte notre intervention. Un examen attentif ne nous laisse alors aucun doute sur la réalité de la mort ; toutefois, le corps est encore chaud, et la vie semble s'être éteinte tout récemment. L'œdème est resté aussi prononcé qu'auparavant, notamment aux membres inférieurs.

Les conditions dans lesquelles la mort avait eu lieu nous faisaient un devoir de demander l'*autopsie* de M. M..., et, sur l'autorisation de la famille, nous pûmes la pratiquer, M. le Dr Laboulbène et moi, quarante-huit heures après le moment de la mort. Nous constatons alors les altérations suivantes :

La cavité du péricarde est fortement distendue et contient 230 grammes de sang pris en caillots et 20 grammes de sang liquide. Quant au feuillet viscéral du péricarde, il paraît généralement sain et est à peine soulevé en quelques points par des amas de tissu adipeux.

Le cœur offre un volume ordinaire ; il est recouvert de tissu adipeux, d'une manière presque complète, et présente, à sa face antérieure, deux ecchymoses. L'une d'elles offre à son centre une ouverture linéaire, parallèle à l'axe du ventricule, longue de 1 centimètre, irrégulière, et dont les lèvres déchiquetées s'écartent assez facilement. L'autre ecchymose présente une étendue de 2 centimètres ; elle est située un peu plus bas et à droite de la précédente, et fait, à la surface du cœur, une saillie très-légère.

Le siége de la solution de continuité que nous venons d'indiquer était tel, que nous pouvions croire d'abord à l'existence d'une perforation du ventricule droit : cependant un stylet introduit par l'ouverture extérieure parut bien pénétrer dans le ventricule gauche, et bientôt, à la faveur d'une incision pratiquée sur la paroi opposée à celle où siégeait la rupture, nous apercevions, entre les colonnes charnues du ventricule gauche du cœur, l'extrémité du stylet qui avait passé de dehors en dedans.

Le tissu de l'organe offre une certaine laxité à peu près uniforme ; il est surtout recouvert d'une abondante couche de graisse, et ne paraît friable qu'en deux points : au niveau de la perforation, d'abord ; puis, au niveau de la seconde tache ecchymotique dont nous avons signalé l'existence à la surface externe du ventricule.

Quant aux orifices du cœur, ils étaient parfaitement sains. La paroi inférieure de la crosse aortique présentait seule quelques

altérations concomitantes, qui siégeaient immédiatement au-
dessous et à gauche de la naissance de l'artère sous-clavière
gauche. Ces altérations consistaient en pétrifications, dont l'une
affectait la forme d'une plaque développée dans l'épaisseur de
la paroi du vaisseau ; tandis que les autres étaient développées
à sa surface interne : à leur niveau, le calibre de l'artère était
obstrué en partie par un caillot qui adhérait lui-même à la paroi
par trois petits pédoncules et offrait un prolongement d'apparence cadavérique.

Remarques. — L'observation du fait précédent nous paraît
fournir matière à plusieurs remarques.

C'est, d'abord, un nouvel exemple d'un fait considéré souvent
comme très-rare, quoique plusieurs auteurs se soient attachés à
faire ressortir qu'il l'est pourtant moins qu'on ne pourrait le
supposer, dans notre espèce. On en a observé aussi quelques
cas chez les animaux, quoique, le plus souvent, ce soit sur les
oreillettes que porte, chez eux, la solution de continuité dans les
cas de rupture du cœur.

Les diverses circonstances qui diminuent la résistance des
parois ventriculaires favorisent nécessairement la rupture de ces
parois. Parmi elles, la surcharge graisseuse, qui s'observe chez
un grand nombre de vieillards, tient une place importante :
outre la gêne mécanique qu'elle apporte dans la nutrition et
dans le jeu du muscle cardiaque, elle coïncide avec des lésions
qui intéressent les petits vaisseaux de ce muscle ; et, par là,
se trouvent réalisées les conditions qui diminuent la résistance. Aussi, M. le professeur J. Cruveilhier a-t-il pu dire que
la rupture spontanée du cœur est une maladie de la vieillesse.

Relativement au trajet sinueux que la solution de continuité
décrit, dans l'épaisseur de la paroi ventriculaire, entre l'orifice
interne et l'orifice externe, la pièce que nous avons recueillie ne
constitue pas un fait exceptionnel. M. J. Cruveilhier nous apprend, à cet égard, que la rupture occupe presque toujours le
ventricule gauche, « bien que l'orifice extérieur de la solution
de continuité corresponde quelquefois à la cloison et paraisse
même parfois empiéter un peu sur le ventricule droit » (1). Les

(1) J. Cruveilhier, *Anatomie pathologique*, avec planches, 20e livraison, pl. II.

deux orifices ne se correspondent pas en pareil cas : il y a entre eux , en quelque sorte , un trajet fistuleux ; et sur notre pièce, ce trajet, peu étendu, était même rempli par de petits caillots.

Dans un cas publié par le professeur Rostan, une solution de continuité, analogue à celle que nous avons observée, était oblitérée par une concrétion sanguine, sorte de bouchon ou d'obturateur organique, qui avait pu mettre obstacle à toute hémorrhagie ultérieure (1).

La présence de la tache ecchymotique, située au voisinage de la solution de continuité, nous montre, à un degré moins avancé, la lésion correspondante d'un autre point du muscle cardiaque : son aspect, joint à celui du tissu du cœur à son niveau, indique la marche graduelle qu'a dû suivre la perforation avant de se produire.

La disposition même de la partie perforée nous rend compte, en outre, de la manière lente et graduelle dont les accidents ultimes se sont produits sur le vivant.

Enfin, quoique la perforation soit complète ; néanmoins, son obliquité, sa disposition légèrement sinueuse , son étroitesse du côté de la cavité ventriculaire , sa situation entre les colonnes charnues, au fond d'un tissu aréolaire , pourraient induire en erreur et faire croire, au premier abord, à l'existence d'une perforation incomplète.

De même qu'on a vu, ainsi que le rappelle M. le professeur Cruveilhier, des blessés survivre plusieurs jours à une perforation du cœur qui ne livrait passage qu'à une très-petite quantité de sang ; de même, une très-petite perforation spontanée de cet organe, en amenant une hémorrhagie graduelle, pourrait produire un semblable résultat ; et ici, en effet, en rapprochant les lésions anatomiques des désordres auxquels elles ont donné lieu pendant la vie, on voit que les accidents, depuis leur apparition jusqu'à leur issue fatale , ont procédé avec une certaine lenteur. Il y a, toutefois, cette différence entre les perforations traumatiques et les perforations dites spontanées du cœur, que dans le premier cas le tissu de l'organe est sain au pourtour de la blessure, tandis que, dans le second, étant d'avance plus ou moins

(1, Rostan cité par J. Bouillaud, *Traité des maladies du cœur*, 2e édition, t. II, p. 634 ; Paris, 1841.

altéré, il se lacérerait presque nécessairement dans une étendue plus ou moins considérable, si le malade ne succombait pas immédiatement. Sur la pièce qui a fourni le sujet de notre observation, on peut remarquer en effet avec quelle facilité, si le temps l'avait permis, le cœur se serait également rompu au niveau de la tache ecchymotique, située à droite et un peu au-dessous de celle qui, en cédant la première, a donné lieu à l'hémorrhagie.

La mort subite, dans la rupture spontanée du cœur, ne tient nullement, a-t-on dit, à l'hémorrhagie qui n'est jamais bien considérable, car elle ne dépasse guère 12 à 16 onces; la mort est la conséquence nécessaire de l'impossibilité où se trouve le cœur de se dilater, vu l'inextensibilité du péricarde, lorsque l'intervalle qui existe naturellement entre les deux feuillets de la séreuse a été rempli par le sang. Or, dans le cas que nous avons observé, la quantité de sang s'élevait à 250 grammes seulement; le cœur était complétement vide, et le sang veineux était refoulé de proche en proche jusqu'aux extrémités œdématiées.

Enfin, la disposition de la partie perforée et la succession graduelle des accidents de dyspnée, terminés par une syncope mortelle, tendraient à faire rapprocher ce fait de celui que M. le professeur Bouillaud emprunte à M. Fleury (1). Dans cette observation, en effet, le sujet, comme le nôtre, était d'un âge avancé; les parties perforées avaient à peu près la même disposition : or, une oppression graduellement croissante, puis la mort survenue dans une syncope, furent observées dans les deux cas. Il nous semble donc que, dans les deux cas aussi, on pourrait accepter l'interprétation des faits, telle que la propose M. Fleury, à savoir : que l'épanchement dans le péricarde se serait fait graduellement, et que le vieillard n'aurait succombé que lorsque le ventricule, par la pression constante et progressive qu'il éprouvait de la part du sang épanché, n'en pouvait plus lui-même admettre de nouveau dans sa cavité (2).

---

(1) J. Bouillaud, *Traité des maladies du cœur*, t. II, p. 625; Paris, 1841.

(2) La pièce qui nous a fourni le sujet de cette note a été présentée à la Société anatomique de Paris, dans la séance du 15 janvier 1864 (*Bulletins de la Société anatomique de Paris*, 2º série, t. IX, p. 2). Voyez aussi *l'Union médicale*, 2e série, t. XXII, p. 164; Paris, 26 avril 1864, et *Médecine contemporaine*, année 1864, nnméros des 1er avril, 1er mai et 1er juin 1864.

ARTICLE DEUXIÈME

Kyste séreux développé primitivement dans l'épaisseur du muscle diaphragme.

De tous les muscles qui ont fourni jusqu'à présent l'exemple de tumeurs kystiques, ceux des parois abdominales figurent déjà parmi les moins nombreux (1). Le muscle qui, séparant la cavité thoracique de la cavité abdominale, forme la paroi supérieure de cette dernière, ne paraît pas avoir offert encore aux observateurs un exemple de ces lésions pathologiques. Aussi, notre attention a-t-elle été particulièrement frappée lorsque, dernièrement, en pratiquant une autopsie, nous avons rencontré un kyste développé dans l'épaisseur du muscle diaphragme (2.

Aucune adhérence, aucun mode de continuité ne rattachait la production kystique du diaphragme ni au poumon droit situé au-dessus d'elle, ni à la surface convexe du foie située en dessous.

Les surfaces pleurale et péritonéale du muscle étaient parfaitement lisses, exemptes de toute solution de continuité, et, au niveau des points que soulevait la poche kystique du côté de chacune de ces deux surfaces, on constatait la même disposition lisse et régulière. Il était facile de voir pourtant que les fibres

(1) On trouvera l'indication de ces faits dans la thèse d'agrégation de M. A. Després : *Des Tumeurs des muscles*, p. 113-126 ; Paris, 1866.

(2) La pièce anatomique provient d'un enfant âgé de 3 ans, qui avait succombé dans le service de notre savant maître, M. le Dr H. Roger, à l'hôpital des Enfants malades. Rien ne nous avait conduit à soupçonner, durant la vie, la lésion que nous devions trouver à l'autopsie. Celle-ci fut faite, avec le concours de M. Barthélemy, externe du service, en présence de M. H. Roger.

Depuis douze jours, le petit malade, R..... (Victor), était sorti convalescent du service de M. Labric. Le 21 août, il rentrait dans notre service (salle Saint-Louis n° 3) avec les prodromes d'une rougeole, dont l'éruption apparaissait le 22, et succombait le 30, à une diphthérie nasale et laryngée, compliquée de congestion et d'emphysème pulmonaires.

musculaires avaient complétement disparu : elles avaient sans doute été détruites ou refoulées graduellement sur les parties latérales, car les faces supérieure et inférieure du kyste étaient dépourvues complétement de toute enveloppe musculaire et recouvertes seulement d'un côté par la plèvre, de l'autre par le péritoine.

Un vaisseau artériel et ses deux veines collatérales parcouraient l'épaisseur du diaphragme; en examinant le muscle par transparence, on voyait ces vaisseaux aboutir à la masse kystique, au niveau de laquelle leurs rameaux se divisaient en trois groupes, dont l'un passait au-dessus du kyste et un autre au-dessous, tandis qu'un troisième formait un cercle de fines arborisations tout autour de la paroi transparente du kyste.

Le liquide contenu dans cette enveloppe était évidemment transparent; une ponction, faite avec la pointe d'une aiguille, lui permit de s'écouler au dehors : il avait l'aspect de la sérosité citrine. Nous l'examinâmes immédiatement au microscope, avec le concours d'un ex-pharmacien interne des hôpitaux de Paris, M. Machet, dont l'habileté dans ce genre de recherches nous est connue depuis longtemps.

Malgré l'examen le plus attentif (nos recherches portant sur la totalité du liquide contenu dans le kyste), il nous fut impossible de rencontrer aucune partie caractéristique d'un parasite quelconque. Mais, en revanche, à mesure que s'évaporait la partie liquide du produit placé sous le champ du microscope, nous voyions se former sous notre œil des cristaux très-nets de chlorure de sodium, qui donnèrent la réaction caractéristique, par l'addition d'une très-faible quantité de nitrate d'argent.

Nous avons donc affaire ici à un kyste qui ne paraît pas être de nature parasitaire, kyste purement séreux, qui, développé dans l'épaisseur du diaphragme, est demeuré indépendant de toute communication avec les organes ou tissus voisins. Or, c'est là un fait qui ne paraît pas avoir encore été mentionné dans les divers ouvrages sur les tumeurs des muscles.

Dans la thèse récente de M. A. Després, où il est seulement question des kystes parasitaires, le diaphragme n'est pas indiqué comme ayant jamais été le siége de semblables productions. Il est vrai que l'auteur, bornant le plus souvent son sujet à l'étude des tumeurs des muscles de la vie de relation accessibles aux moyens chirurgicaux, pouvait avoir négligé de s'occuper des kystes du diaphragme. Cependant nos recherches n'ont pas été plus fructueuses, quand nous nous sommes adressé au livre si complet de M. Davaine (1).

Il semble, du reste, qu'on tienne en général peu compte de la possibilité du fait sur lequel j'appelle actuellement l'attention. En présence des cas si remarquables de kystes hydatiques développés à la surface convexe du foie, les auteurs ne discutent pas la question de physiologie pathologique relative au lieu dans lequel les kystes ont pu prendre naissance. Il semble qu'on doive admettre constamment, sans réserve, le développement primitif de la tumeur kystique au milieu des éléments mêmes de la glande hépatique. Quant aux cas dans lesquels le muscle diaphragme est intéressé en même temps que le foie, on s'accorde, constamment aussi, à dire que c'est le kyste de la surface convexe du foie qui a « écarté » (2) ou « détruit » (3) les fibres musculaires du diaphragme, ou bien encore que ces fibres ont « disparu par le fait de la compression exercée sur elles » (4), ou bien enfin que la tumeur « a perforé » le diaphragme (5). La *perforation du diaphragme par rupture d'un kyste hydatique du foie* est un fait clinique enseigné (6), et les détails les plus complets sur cette lésion anatomique nous montrent le kyste se rompant à travers le diaphragme dans la plèvre, par perforation successive des parois du kyste, du péritoine diaphragmatique, du diaphragme lui-même, et enfin de la plèvre diaphragmatique (7).

L'existence des kystes de la surface convexe du foie, bornés complétement à cet organe, établit trop nettement l'origine hé-

(1) C. Davaine, art. *Hydatides développées dans les parois du tronc*, in *Traité des entozoaires et des maladies vermineuses*, p. 543-546 ; Paris, 1860.

(2) A. Trousseau, *Clinique médicale de l'Hôtel-Dieu de Paris*, 2ᵉ édit., t. III, p. 244 ; Paris, 1865.

(3) *Ibidem*, p. 251.

(4) *Ibidem*, p. 256.

(5) *Ibidem*, p. 257.

(6) *Ibidem*, p. 260, 261.

(7) A. Trousseau, *loc. cit.*, p. 262. — L'opinion d'après laquelle les pseudoplasmes se développeraient très-rarement d'une manière primitive dans le tissu musculaire est généralement admise : notre bien regretté maître, le Dᵣ E. Follin, pense que le tissu musculaire n'est atteint, en général, que par propagation d'une tumeur

patique de ces kystes pour qu'on soit tenté de mettre en doute la possibilité de cette origine; d'un autre côté, la tendance des diverses collections liquides du foie à se faire jour dans quelqu'un des organes voisins, ne laisse aucun doute sur la possibilité de l'évacuation du contenu kystique dans la cavité thoracique, à travers le diaphragme plus ou moins compromis.

Aussi, suis-je bien loin de vouloir dire que l'on doive fixer dans le diaphragme le point de départ de tout kyste qui intéresse en même temps la surface convexe du foie. Aucun fait ne m'y autorise, puisque nous ne connaissons encore aucun exemple de kyste hydatique du diaphragme indépendant de la surface convexe du foie, et puisque nous voyons, au contraire, dans tous les cas publiés, le foie être toujours intéressé quand le diaphragme l'est lui-même.

Mais, si l'idée que nous émettions tout à l'heure ne s'appuie encore sur aucun fait, en ce qui concerne les kystes hydatiques qui ont à peu près exclusivement fixé l'attention des observateurs, ne serait-il pas intéressant de rechercher si, de même qu'un kyste séreux indépendant peut exister dans le diaphragme (ce qu'on n'avait pas, je crois, encore observé), on ne sera pas tôt ou tard appelé à constater la même indépendance pour un de ces kystes parasitaires qu'il est beaucoup moins rare d'observer dans la région hépato-diaphragmatique. La réponse appartient à l'avenir (1).

Pour le présent, et pour nous en tenir au fait observé, nous tenons à faire remarquer qu'il fournit le rare exemple d'un

voisine « Quand, dit-il, un muscle se trouve en rapport avec une tumeur fibreuse, un kyste, un enchondrome, il est peu à peu comprimé, aplati, quelquefois réduit à un feuillet très-mince. » (E. Follin, *Traité élémentaire de pathologie externe*, t. II, 1re partie, p. 166-167; Paris, 1863.)

(1) La clinique vétérinaire nous fournit déjà un exemple de kyste situé sur le diaphragme d'un cheval poney et considéré comme de nature hydatique.

La pièce, recueillie par M. A. Santy et examinée par M. le professeur Varnell, consistait en une large poche, mesurant en diamètre 0m,15 environ, et remplie d'un fluide séreux et transparent. Cette poche, dont les parois étaient très-épaisses et pouvaient être détachées du diaphragme, était située au bord interne du pilier droit du diaphragme, près et à peu près à égale distance du cartilage ensiforme et de la vertèbre correspondante. Le tissu musculaire, à cet endroit, avait complétement disparu. Il n'existait entre ce muscle et le poumon ou le foie aucune trace d'adhésion d'origine inflammatoire. Comme ces deux derniers organes étaient parfaitement sains, l'auteur auquel j'emprunte la relation de ce fait, observe qu'il est kyste séreux simple développé dans un muscle (1), alors que, tout récemment encore, on indiquait les kystes parasitaires comme les seuls dont l'existence eût été constatée dans le système des muscles striés. En outre, le diaphragme, qui paraît être le premier muscle sur lequel le fait, que je signale, ait été observé, ne figure précisément pas dans la liste assez longue des muscles dans lesquels on a observé des kystes parasitaires. Peut-être, cependant, faut-il faire une exception en ce qui concerne les petits kystes trichinaires. Sans indiquer spécialement que le diaphragme en ait présenté à l'observation, les auteurs disent très-explicitement que « la trichine enkystée occupe toujours la fibre musculaire striée, à l'exception de celle du cœur qui en paraît absolument exempte » (2). En considération de cette exception formulée pour le cœur, il est permis de penser que les observateurs l'eussent étendue au diaphragme, s'il y avait eu lieu d'établir, sous ce rapport, une différence entre lui et les autres muscles.

Ainsi donc, ce muscle, dans lequel *on peut* rencontrer des trichines comme dans les autres muscles, nous a offert l'exemple d'un kyste séreux, et peut-être offrira-t-il un jour aussi celui d'un kyste hydatique également borné au muscle (3).

difficile de déterminer ce qui a pu amener la formation de la poche kystique. « Le professeur Varnell pense qu'elle tient à la nature d'une hydatide, opinion qu'il base sur ce fait que la poche, par son enveloppe, n'avait aucune connexion, par continuité de structure ou par les vaisseaux, avec la structure du diaphragme. » (*The Veterinarian or Monthly Journal of veterinary Science*, septembre 1863, et Analyse par M. Edmond Rossignol, dans le *Recueil de médecine vétérinaire*, 5e série, t. I, p. 223 ; Paris, 1864.)

(1) Quoique le liquide de notre kyste renferme du chlorure de sodium, comme le liquide des kystes hydatiques (A. Trousseau, *loc. cit.*, t. I, p 714), je ne crois pas pourtant qu'on puisse être tenté de mettre en doute sa nature parasitaire. Je sais bien que, dans un cas observé par mon excellent maître et ami, M. le D\r A. Laboulbène, quoique M. Davaine n'eût trouvé aucune trace d'échinocoque ou de crochets dans le liquide, on admit néanmoins qu'on avait affaire à un kyste renfermant des *hydatides arrêtées dans la première période de leur développement*. Mais il faut ajouter que le kyste renfermait des corps gélatiniform s, qui, coupés par tranches minces, offraient des fragments doués de l'aspect caractéristique de la membrane propre des hydatides. (A. Trousseau, *loc. cit.*, t. III, p. 253.) Or, dans notre cas, rien de semblable à ce dernier caractère.

(2) A. Delpech, *Les Trichines et la trichinose chez l'homme et chez les animaux*, rapport lu à l'Académie de médecine de Paris, le 16 mai 1866, p. 13 ; Paris, 1866.

(3) Si l'on accepte comme fondée l'opinion de M. le professeur Varnell sur le kyste recueilli par M. A. Senty, le fait serait déjà observé sur le cheval.

Si la constitution anatomique de la région diaphragmatique prêtait à une objection de ce genre, peut-être pourrait-on, dans le cas que nous rapportons, admettre que la tumeur kystique a pris naissance en dehors de la gaîne du muscle, qu'elle aurait ensuite envahi. On sait que cette distinction a été faite à propos des kystes séreux qui se forment dans les glandules de la muqueuse linguale, et qui se développent assez rarement entre les couches musculaires de la langüe. M. A. Després a pu dire, à cette occasion, que ce sont là, en quelque sorte, des *tumeurs dans les muscles*, plutôt que des *tumeurs des muscles* (1). Mais, dans le cas qui nous fournit le sujet de cette note, la limite exacte du kyste au muscle diaphragme rend inadmissible l'idée d'une pareille origine, alors qu'il est bien naturel de rattacher cette production pathologique au tissu cellulaire du muscle lui-même.

Le fait que nous avons observé nous paraît, en somme, devoir être considéré comme un exemple de kyste séreux, développé primitivement dans l'épaisseur du muscle diaphragme, et demeuré indépendant des organes ou tissus voisins.

Ces particularités de son existence sont autant de titres qui nous ont semblé mériter l'attention des observateurs (2).

(1) A. Després, *loc. cit.*, p. 17.

(2) Cette Note a été publiée en partie dans les *Archives générales de médecine*, 4ᵉ série, t. X, p. 283-288; Paris, 1868.

ARTICLE TROISIÈME

Nævus Lipomatodes.

La petite tumeur cutanée que je crois pouvoir considérer comme un exemple de *nævus lipomatodes*, a été enlevée par mon père sur une dame âgée de 85 ans. Elle siégeait à la partie inférieure de la région lombaire gauche, au niveau de laquelle elle avait toujours existé depuis la naissance de Mme M... Après avoir été très-petite pendant longtemps, elle avait, durant les dernières années, augmenté peu à peu de volume; mais elle avait toujours présenté la forme et la disposition pédiculée qu'elle offre encore aujourd'hui. Son plus grand diamètre, dirigé parallèlement à la surface du tégument, mesure $0^m,035$; son diamètre vertical étant égal à $0^m,025$. Elle est, du reste, supportée par un court pédicule ayant à peine $0^m,005$ de circonférence, sur $0^m,010$ de longueur (1).

La surface extérieure offre une coloration d'un blanc jaunâtre, et présente un aspect mosaïforme, dû à l'adossement de petits lobules, au nombre d'une cinquantaine environ, mesurant de $0^m,001$ à $0^m,025$ au plus, et séparés très-nettement les uns des autres par d'étroits sillons d'autant plus profonds, que les lobules qui les bordent sont eux-mêmes plus développés. La tumeur, complétement opaque, offre du reste une consistance molle, mais non fluctuante; elle n'était animée d'aucun batte-

(1) Aucune douleur, aucun malaise appréciable n'avaient jamais été occasionnés par cette production congénitale, et cependant, le petit pédicule s'allongeant de plus en plus, et, partant, la tumeur devenant flottante, Mme M... avait fini par ressentir, de temps à autre, quelques tiraillements, lorsque dans les divers mouvements la tumeur venait à se déplacer : c'est cette dernière particularité qui avait décidé la malade à réclamer la section du nævus. La petite opération, qui fut faite simplement à l'aide de ciseaux courbes, consista dans la section du pédicule : quelques gouttes de sang s'écoulèrent à peine; la surface fut cautérisée avec le nitrate d'argent, et quelques jours après la cicatrice s'était formée.

ment artériel pendant la vie, et la pression directement exercée sur elle n'occasionnait non plus aucune douleur.

Dans le but de connaître la *structure* exacte de cette petite production congénitale, nous l'avons incisée dans toute son épaisseur selon son plus grand diamètre; et la surface de section nous a laissé voir seulement une accumulation de tissu graisseux parcouru par un réseau serré de fibres blanchâtres assez résistantes. Sur aucun point, nous ne trouvons l'apparence de vaisseaux. L'*examen microscopique*, que mon excellent collègue M. A. Bordier a bien voulu faire, a permis de constater, en outre, quelques particularités intéressantes : « 1° à la partie superfi- « cielle, une couche d'épiderme stratifié assez épaisse, et au- « dessous, une mince couche formée par les éléments du derme, « sans apparence de papilles; 2° du tissu cellulaire extrêmement « ténu, et contenant beaucoup de graisse; 3° ni glandes sudori- « pares, ni glandes sébacées, ni follicules pileux; 4° bandelettes « fibro-cellulaires denses, mais ténues, se continuant avec le « reste du derme épaissi jusqu'à la face profonde des sillons qui « séparent les différents mamelons de la surface extérieure (1), « et parcourant irrégulièrement la masse intérieure de la tu- « meur; 5° ces bandelettes circonscrivent ainsi d'énormes aréoles « remplies de vésicules graisseuses qui, lorsqu'on les comprime, « laissent échapper l'huile qu'elles contiennent; 6° aucune pro- « duction épithéliale, aucune forme d'apparence glandulaire n'a « pu être rencontrée. »

Remarques. — Presque tous les tissus dont la trame renferme des éléments adipeux peuvent devenir le siége de tumeurs lipomateuses : quoique les faits de ce genre soient exceptionnels, les os eux-mêmes en ont offert l'exemple (2), et l'on en a vu aussi se développer dans les cavités splanchniques et jusque dans le tissu cellulaire sous-péritonéal (3). Quant aux lipomes les plus

(1) « Les sillons intermamelonnaires renfermaient des productions noirâtres, dans lesquelles le microscope n'a laissé voir aucun globule de graisse, mais seulement quelques débris épithéliaux et quelques impuretés venues du dehors. » (A. Bordier.)

(2) Il s'agissait, dans ce cas, de l'os maxillaire inférieur. (E. Follin, *Traité élémentaire de pathologie externe*, t. I, p. 197 ; Paris, 1861.)

(3) Outre les cas rapportés par M. Lebert et par M. P. Broca, citons encore celui que rappelle M. Follin, d'après M. Moynier (E. Follin, *loc. cit.*).

superficiels, on s'accorde généralement à les décrire comme siégeant soit au-dessous des muscles, soit dans le *tissu cellulaire sous-cutané*, et dans les livres qui traitent des tumeurs ayant leur siége dans la peau, on n'en trouve pas qui soient indiquées comme formées par l'agglomération d'éléments adipeux. L'anatomie peut, dans certaines limites, rendre compte de cette absence, puisque les vésicules caractéristiques n'entrent pas dans la composition du tissu dermo-papillaire, dont la structure comprend des fibres lamineuses, des fibres élastiques, des noyaux embryoplastiques, une matière amorphe, des vaisseaux capillaires et lymphatiques, des nerfs et des fibres-cellules (1). Cependant les éléments du derme cutané, moins condensés dans la partie profonde que dans la partie superficielle, forment une trame réticulée qui se laisse envahir par le tissu adipeux souscutané (2), et par conséquent, quoiqu'ils ne lui appartiennent pas directement, les éléments de ce tissu ne sont pas non plus absolument étrangers à la couche profonde du derme proprement dit.

Cette disposition, qui s'observe à l'état normal, peut, ce nous semble, permettre de comprendre la formation de tumeurs graisseuses dans l'épaisseur du derme proprement dit, soit que, s'exagérant, elle favorise la pénétration de la couche réticulée par les vésicules adipeuses surabondantes au niveau de certains points du corps, soit que l'envahissement ait lieu au niveau d'un nombre restreint des petites mailles que présente cette couche. Dans ce dernier cas, il est possible que les mailles avoisinantes résistent à l'envahissement, et qu'au contraire, dans la direction où la pénétration a commencé à se faire, les vésicules graisseuses continuent à s'accumuler en dissociant peu à peu, devant elles et autour d'elles, les éléments propres du derme. Telle est très-probablement la manière dont s'est développée et accrue la petite tumeur cutanée qui fait le sujet de la présente note. En effet, d'une part, il existe un petit pédicule très-étroit et très-court qui semble retracer au dehors l'étroite communication en-

(1) Ch. Robin, *Programme du cours d'histologie fait à la Faculté de médecine*; Paris, 1864, p. 194.

(2) Béclard, additions aux *Éléments d'anatomie générale* de P.-A. Béclard (d'Angers), 4e édition; Paris, 1865, p. 259.

tre le tissu adipeux sous-cutané et la masse même de la petite
tumeur; et, d'autre part, cette production extérieure, examinée
au point de vue de sa structure, laisse voir dans son épaisseur
les éléments du derme, dissociés çà et là et séparés par des vésicules adipeuses assez abondantes.

Un dernier point, qui nous paraît se rattacher à l'histoire même
de la petite production graisseuse, est relatif à la question de savoir si elle doit être considérée comme un exemple de cette espèce
de nævus très-remarquable, décrite par P. F. von Walther (1) :
dans les cas rapportés par cet auteur, les vésicules adipeuses
contenues dans les aréoles du derme, s'étant produites avec
exubérance, formaient de petites tumeurs qui avaient successivement pris un accroissement considérable et étaient devenues
d'énormes lipomes (2). Selon M. Al. Laboulbène (3), la structure
de ces singuliers *nævi* est probablement toute cellulo-graisseuse,
et composée de fibres de tissu cellulaire et de vésicules adipeuses. » Nous ferons remarquer, en terminant, que la petite
tumeur que nous avons décrite est tout à fait en rapport avec
cette structure des *nævi lipomatodes* dont elle paraît devoir servir
à compléter l'étude (4).

(1) Fr. Schuh a décrit aussi un cas de *nævus maternus lipomatodes*, ou *télan-
giectasie lipomatode* (Vienne, 1851) ; mais nous n'avons pas été, pour nous pro-
curer son ouvrage, plus heureux que M. L boulbène, auquel nous empruntons la
courte indication qu'il en donne.

(2. Sur une femme opérée par Walther, il y en avait une grande quantité, et la
plupart étaient pileuses. L'auteur, du reste, les a figurées dans son travail (*Ueber
die angebohrnen Fetthaulgeschwulste und andere Bildungsfehler*; Landshut,
1814, avec 2 planches).

(3) Al. Laboulbène, *Sur le Nævus en général et sur une modification particulière et non décrite observée dans un nævus de la paupière supérieure* (thèse inau-
gurale; Paris, 1854, p. 17).

(4) La pièce qui fait le sujet de cette note a été présentée à la Société de biologie, dans la séance du 26 mai 1866 (*Comptes-rendus des séances de la Société de
biologie*, 4ᵉ série, t. III, année 1866, et *Gazette médicale de Paris*, 3ᵉ série,
t. XXI, p. 493; Paris, 1866).

ARTICLE QUATRIÈME.

Sclérose générale de la protubérance annulaire.

L'histoire de la sclérose, étudiée dans les divers organes, est devenue désormais l'objet d'importantes recherches qui pourront graduellement conduire à l'accomplissement d'un travail d'ensemble sur ce sujet intéressant (1).

Le cas dont je publie la relation me paraît mériter l'attention de ceux qui s'occupent de cette question, que l'on envisage surtout, jusqu'à présent, au point de vue de l'anatomie et de la physiologie pathologiques; il me paraît, en outre, être favorable à l'étude générale, si difficile, des signes propres à faire reconnaître les lésions du mésencéphale. Aussi, quoique, dans un travail récent (2), j'aie déjà longuement insisté sur les particularités qui concernent le fait en question, ai-je pensé pouvoir lui donner une nouvelle publicité, destinée à mettre en relief, plus spécialement encore, ces particularités elles-mêmes.

I. Le malade sur lequel a porté notre observation était un garçon âgé de 13 ans, qui était entré à l'hôpital des Enfants-Malades, dans le service de M. le Dr Henri Roger, le 30 juillet 1867, et qui succomba le 14 octobre.

Quoiqu'il fût alité seulement depuis quelques jours, au moment où il entrait à l'hôpital, le malheureux était déjà malade depuis un mois, et l'on pouvait penser que, chez lui, les désordres de la nutrition devaient dater d'un temps assez long, à n'en juger même que par l'apparence d'anémie générale qui frappa l'attention, lors du premier examen. Cet état anémique était alors le seul qui pût fixer l'attention, non-seulement parce

---

(1) On sait que l'Académie de médecine de Paris a mis au concours, pour le prix Portal à décerner en 1859, la question suivante : *De la Sclérose dans les différents organes.*

(2) O. Larcher, *Pathologie de la protubérance annulaire*, 2ᵉ tirage revu et augmenté ; Paris, 1868.

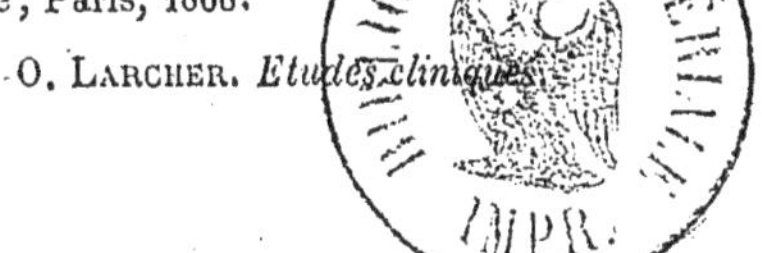

O. LARCHER. *Études cliniques.*   2

qu'il était très-prononcé, mais par cela même que toute autre espèce de symptôme faisait défaut.

L'incertitude sur la nature de la maladie fut donc grande pendant environ trois semaines. Ce fut sur ces entrefaites que le malade eut, à plusieurs reprises, des vomissements qui se bornaient toujours au rejet de quelques matières alimentaires. En même temps aussi, survint une céphalalgie qui s'établit avec une fréquence opiniâtre.

Alors seulement on songea à la possibilité d'existence d'une lésion de l'encéphale; et, peu à peu, quelques particularités importantes se déroulant sous nos yeux, en même temps que mon attention était spécialement portée, à cette époque, vers l'étude des lésions du mésencéphale, je pensai que ce centre nerveux devait être atteint chez notre malade. Je dois ajouter que, sans pouvoir préciser la nature de l'affection dont je soupçonnais l'existence, l'ensemble des signes qui me paraissaient autoriser mon diagnostic me conduisait à formuler une opinion plus complète, et à dire que la lésion devait être telle que les origines des nerfs faciaux et les faisceaux sensitivo-moteurs fussent demeurés indemnes.

Voici du reste, dans leurs détails, les particularités à la connaissance desquelles conduisait l'examen clinique de notre malade :

En ce qui concerne les phénomènes de l'ordre de la motilité, le malheureux ne pouvait plus marcher qu'avec incertitude, depuis quelques semaines, avant d'être admis à l'hôpital ; quelques jours plus tard, il ne pouvait même plus se lever, et, pourtant, ni les membres inférieurs, ni les membres supérieurs n'étaient paralysés du mouvement.

L'action réflexe normale était conservée, et les membres inférieurs exécutaient régulièrement les mouvements volontaires, quand le malade était couché.

La sensibilité était conservée et ne paraissait avoir subi qu'à peine un léger amoindrissement, auquel semblait dû un peu de ralentissement dans la transmission des impressions tactiles.

Sous le rapport de l'intelligence, sans que rien nous fasse supposer que les facultés intellectuelles aient jamais été développées d'une manière remarquable, rien ne pouvait non plus nous faire penser que cet enfant ait été autrefois un imbécile. Au dehors, il gagnait sa vie en faisant un peu de musique. Depuis son séjour à l'hôpital, quoique je n'aie pu obtenir de lui des renseignements sur son état antérieur, nous devons reconnaître pourtant qu'à certains jours il paraissait plus disposé à en donner, s'il avait pu se faire comprendre de ceux qui l'entouraient. Quelquefois, en effet, quoiqu'il fût souvent plongé dans un état de demi-hébétude, on le voyait en sortir manifestement (1); une fois, notamment, dix-huit jours avant le terme de son existence, le malade, que nous avions trouvé très-endormi la veille, était au contraire assis sur son lit, et participait assez bien à ce que nous lui faisions comprendre par signes, plutôt que par notre langage, qu'il n'a jamais paru entendre, étant Italien de naissance.

La parole avait certainement subi déjà et subissait de jour en jour une altération grande; car, dans quelques occasions, où, profitant de la présence d'un médecin italien (2), qui assistait aux visites de M. H. Roger, nous pouvions, grâce à son intermédiaire, nourrir l'espoir de comprendre notre malade et d'être mieux compris de lui, nous avons acquis la certitude de ce fait, que, chez lui, le langage articulé était altéré. L'articulation des mots devait, en effet, être seule gênée; car, lorsque le malade pouvait traduire son idée par un mot suffisamment court, ce mot était prononcé assez bien pour être compris. Le petit malade avait même un mot particulier qu'il ajoutait presque toujours à l'autre, et, de l'association de ces deux mots servant chacun une idée, résultait évidemment pour nous la notion d'un fait important, à savoir : que le malade avait conscience de ses sensations et n'était que gêné mécaniquement pour nous communiquer par des mots la pensée qu'éveillaient en lui ces sensations. L'une d'elles, sans doute, était dominante : celle de la faim ; aussi s'efforçait-il de nous l'apprendre, et, n'ayant assurément pas perdu le souvenir du métal qui l'avait aidé à vivre avant le jour de son admission à l'hôpital, c'était toujours le *sou* qu'il demandait. Enfin, il ajoutait presque toujours le mot qui trahissait dans sa

---

(1) Nous verrons plus loin comment il nous semble qu'on peut expliquer cette particularité.

(2) Le Dr Galligo, de Florence, rédacteur du journal l'*Imparziale*.

pensée une élection de l'aliment ; ce mot voulait dire *biscuit.* A part les jours durant lesquels, comme nous l'avons déjà dit, le malade semblait être absorbé dans une somnolence qui ne durait jamais plus de deux jours, presque toujours ce langage, qui traduisait un besoin de la vie végétative, revenait au moment des visites. La face était généralement calme, quelquefois elle paraissait s'animer un peu ; une fois, je l'ai manifestement vue exécuter les mouvements destinés à l'expression du rire, après que le malade eut reçu le sou qu'il venait de demander. C'était deux jours avant l'heure où sa vie devait s'éteindre, et, ce jour-là, comme les jours précédents, je ne pus remarquer, même pendant l'acte du rire, aucune déviation des traits qui autorisât à soupçonner l'existence d'une paralysie.

Le seul trouble fonctionnel que j'aie remarqué quelquefois, mais non constamment, du côté du visage, appartenait à l'appareil de la vision : c'était un léger strabisme interne de l'œil gauche. La vision était, du reste, fortement compromise, et le malade devenait de plus en plus amaurotique.

Les phénomènes prédominants appartenaient à la gêne de la déglutition. Cette gêne existait seulement depuis six semaines, lorsqu'il a succombé. Elle paraissait tenir à un état semi-paralytique du voile du palais ; et pourtant il était impossible d'affirmer ici l'existence d'une véritable paralysie, car, à certains jours, le malade avalait bien, et cela notamment deux jours encore avant le moment où devait commencer l'agonie. Le choix du malheureux pour les biscuits pouvait bien n'être dicté ni par la gourmandise, ni par un simple caprice ; car, chose importante à noter, ces biscuits étaient, avec les potages et la bouillie, les seuls aliments qu'il pût avaler. A part les jours durant lesquels, comme nous l'avons dit, la faiblesse du voile du palais semblait diminuer, le malade ne pouvait en général avaler ni le lait, ni le bouillon, sans que ces deux liquides ressortissent promptement par le nez. Le vin seul était toujours avalé, ce qui tenait peut-être à ce qu'étant plus excitant que les autres liquides, il réveillait, au moment de son passage, le jeu du voile du palais.

Tels sont les phénomènes présentés à l'observation (1). On

(1) Il n'y avait, du côté de la défécation, rien d'irrégulier : ni diarrhée, ni constipation. L'urine ne nous offrit jamais la moindre trace d'albumine, et, dans une

verra bientôt à quelle lésion anatomique ils paraissent être attribuables ; mais, avant d'aborder la description de cette lésion,
il nous semble important de faire remarquer que ces phénomènes, par leur groupement, répondent bien à ce que peut
faire soupçonner l'étude de la composition anatomique du mésencéphale. Pendant la vie, la valeur de ces symptômes était
discutable; actuellement, qu'elle ne peut plus être mise en
doute, puisque l'autopsie ne permet pas de les attribuer à une
lésion autre que celle du mésencéphale (1), nous pouvons, sans
hésitation, faire ressortir l'importance clinique de cet ensemble
symptomatique.

C'est une image, bien réduite assurément, des effets que peut
entraîner la destruction pathologique complète de la protubérance annulaire. La lésion, qui, nous le verrons, s'étendait à la
masse entière de ce centre nerveux, s'attaquait à la fois à tous les
éléments qui entrent dans sa composition. Elle n'en avait détruit
aucun complétement; mais l'hyperplasie du tissu conjonctif, au
milieu duquel ils étaient tous plongés, exerçait sur eux une pression qui avait anéanti leur pouvoir fonctionnel, et cela graduellement jusqu'au jour de la mort. Aussi, quoique la sensibilité ne fût pas abolie, constatait-on un ralentissement dans la
transmission des impressions tactiles. Ni les membres supérieurs, ni les inférieurs, n'étaient paralysés du mouvement;
les membres inférieurs exécutaient même régulièrement les
mouvements volontaires, quand le malade était couché; et
pourtant, il ne pouvait plus marcher qu'avec incertitude; plus
tard même, il ne pouvait plus se lever. L'intelligence. qu'un épanchement séreux intra-ventriculaire rendait, par intervalles, assez
obtuse, était habituellement conservée. Sans que toute expression fût éteinte sur les traits de son visage, puisqu'il pouvait

---

seule occasion, où nous recherchâmes si elle ne contenait pas de sucre, nous ne
pûmes non plus en rencontrer.

Ajoutons que jamais nous n'avons observé chez notre malade ce tremblement
général qui a été mentionné dans quelques observations de sclérose de l'encéphale.

Par suite d'une omission, un phénomène curieux et sur la valeur duquel nous
ne pouvons encore nous prononcer, n'a pas été signalé dans notre travail d'ensemble sur la Pathologie de la Protubérance annulaire. Il s'agit d'une odeur de
phosphore qu'exhalait presque constamment notre malade pendant l'expiration.

(1) Nous le verrons bientôt, lorsque nous donnerons les détails de l'autopsie.

rire encore, notre malade était le plus souvent doué d'un aspect apathique; la déglutition était extrêmement pénible, et l'articulation des mots, devenue très-restreinte, rendait difficile un langage très-restreint lui-même et d'un idiôme peu compréhensible au premier abord. Du côté de l'appareil de la vision, enfin, outre un peu de strabisme interne unilatéral, on observait les signes d'une amaurose qui se prononçait de plus en plus.

Chez notre malade, l'économie n'a point été surprise par la destruction brusque et complète d'un centre nerveux important; elle subissait patiemment ses funestes effets : l'anémie générale, consécutive aux troubles de la nutrition, finissait par ne plus répondre aux besoins d'un organisme débilité, et nous pouvions assister à l'évolution lente et successive qu'entraîne une lésion générale survenue dans le tissu du mésencéphale.

II. Voici, du reste, en quoi consistait l'altération anatomique :

Au premier abord, lorsque nous examinâmes la protubérance annulaire, celle-ci se montra avec une augmentation de volume très-remarquable, puisqu'elle mesurait $0^m,05$ depuis son union avec le bulbe rachidien jusqu'au niveau de l'espace interpédonculaire, et $0^m,06$ dans le sens transversal. Les deux moitiés de l'organe étaient à peu près égales entre elles, quoique, sous ce rapport, la droite fût un peu inférieure à celle du côté opposé. Quant à la forme extérieure, elle offrait un aspect régulièrement mamelonné, chacun des mamelons étant séparé de ses voisins par des scissures pour la plupart assez profondes. On en remarquait une surtout qui séparait la face inférieure du mésencéphale en deux parties égales, tandis que toutes les autres, réunies çà et là par quelques stries longitudinales, se détâchaient de cette dernière, à des niveaux différents, et s'étendaient à la surface des parties latérales. Une dernière scissure, considérable relativement à toutes les autres, marquait de la façon la plus tranchée l'union de la protubérance avec la face antéro-inférieure du bulbe rachidien. Cette scissure était rendue d'autant plus apparente que le bulbe ne participait pas aux modifications de volume offertes par la protubérance annulaire, non plus qu'à l'induration dont la totalité de cette dernière était devenue le siége.

En cherchant à examiner la surface ventriculaire du mésencéphale, nous constatâmes que le quatrième ventricule était effacé en grande partie; il avait subi, ainsi que l'aqueduc de Sylvius, un véritable aplatissement d'avant en arrière, et s'était élargi transversalement avec la protubérance elle-même. Quant à la valvule de Vieussens, son épaisseur était à peu près réduite à rien.

Après avoir fait une coupe transversale, dirigée de l'espace interpédonculaire au bulbe rachidien, on éprouva sous le doigt une sensation de rugosité à la surface de section. Au niveau de l'étage moyen de la protubérance, du côté droit, existait un petit foyer de ramollissement rouge avec épanchement de sang, mesurant $0^m,025$ de longueur sur $0^m,006$ de largeur. Tout le reste du tissu de la protubérance était d'un blanc d'ivoire, et le petit foyer que nous venons d'indiquer était comme perdu au milieu de ce tissu qui ne se ramollissait même pas autour de lui. Sur aucun point de la protubérance annulaire nous ne trouvons cette teinte d'un gris bleuâtre, signalée dans quelques cas de sclérose des centres nerveux, et qui paraît indiquer un état d'atrophie plus ou moins avancée. Cette teinte, en effet, s'observe concurremment avec la diminution de volume de la partie sur laquelle on la rencontre; aussi, dans le cas que nous avons observé, suis-je tenté de croire que l'absence de la teinte particulière coïncidant avec l'augmentation de volume de la protubérance, annonce que la sclérose est arrrivée ici à un degré moins avancé de son évolution, degré qui me paraît correspondre à la première période de la cirrhose dans la glande hépatique. Comme dans cette dernière affection l'augmentation de volume et l'atrophie de l'organe seraient simplement deux résultats tributaires d'une même cause; et si, jusqu'ici, on s'accorde à dire que les parties nerveuses, durcies par la sclérose, sont en même temps atrophiées, peut-être cela tient-il à ce que, dans les cas examinés jusqu'à présent, la lésion, n'occupant pas une partie des centres nerveux dont le fonctionnement régulier soit indispensable à la vie, a eu le temps d'évoluer jusqu'à la période d'atrophie avant l'heure de l'examen anatomique. Dans le cas qui nous occupe, au contraire, le malade a succombé à la généralisation de l'altération morbide dans le mésencéphale, avant que cette altération ait eu le temps de parvenir à sa seconde période.

L'altération scléreuse, examinée à l'aide du microscope, a d'ailleurs offert à l'étude d'importantes particularités que mon ancien collègue et ami, M. le Dʳ Damaschino, aujourd'hui chef de clinique médicale à la Faculé de médecine de Paris, a bien voulu me faire connaître, en me remettant la note suivante sur la pièce anatomique que je lui avais confiée :

« Des sections multiples, pratiquées en divers sens, ont fait voir qu'il existe, à la face antéro-inférieure, une couche variant de 1 à 2 centimètres d'épaisseur et offrant une couleur d'un blanc laiteux partout uniforme.

« A la partie postérieure de cette couche, au milieu même des masses de substance grise, on trouve trois ou quatre foyers hémorrhagiques allongés, qui varient de 1 à 2 centimètres de longueur sur 5 à 6 millimètres de largeur, et dont la plus grande dimension est dirigée dans le même sens que les fibres spinales. Ces foyers sanguins, de date évidemment ancienne, contiennent quelques coagulations sanguines mollasses et brunâtres ; en certains points, on ne retrouve plus qu'un liquide très-épais, de couleur jaune ou grisâtre. Au microscope, on y retrouve quelques globules rouges très-altérés, mais encore reconnaissables, des granulations pigmentaires, isolées ou réunies en petites masses arrondies, quelques rares granulations graisseuses, et, çà et là, un petit nombre de corps granuleux. Dans quelques points, on rencontre, en outre, quelques éléments cellulaires arrondis et remplis de granulations pigmentaires.

« La substance nerveuse qui environne les foyers hémorrhagiques est d'une consistance assez ferme, et offre une coloration rougeâtre très-accentuée. Cette couleur est produite par la présence de nombreux vaisseaux sanguins ; un lavage prolongé, fait avec le pinceau, permet de reconnaître aisément qu'il en est ainsi, et de constater, en outre, qu'un certain nombre de ces vaisseaux sont tortueux, inégaux, gorgésdesang, et qu'ils rappellent même exactement la disposition des artères affectées d'anévrysme cirsoïde ; ils mesurent 2 à 3 dixièmes de millimètre.

« Une coupe du foyer hémorrhagique, faite après durcissement préalable, montre que cette dilatation des capillaires s'étend, dans une zone de 3 à 4 millimètres de diamètre, tout autour de l'épanchement sanguin. Dans ces points, la surface de la coupe est littéralement criblée de petits points rougeâtres rappelant tout à fait l'aspect de l'apoplexie capillaire, et constitués par des vaisseaux tortueux et gorgés de sang. Sur des coupes fines et colorées par le carmin, on voit que les vaisseaux les plus rapprochés du foyer sont aussi les plus altérés ; leurs tuniques sont très-épaissies, comme transparentes, et renferment seulement quelques noyaux arrondis ; quant aux fibres lisses, elles sont peu nombreuses et difficiles à voir. Ces vaisseaux offrent donc un état scléreux manifeste; ils ne sont atteints, en aucun point, d'infiltration granulo-graisseuse. Les vaisseaux les plus éloignés du caillot sont moins malades; leurs parois sont peu épaissies, mais leur calibre est plus considérable et la dilatation très-prononcée.

« Indépendamment des nombreux vaisseaux qu'elles présentent, les parois des foyers sont remarquables par un riche réseau de tissu conjonctif, dont les fibres traversent de part en part le foyer lui-même dans les points où il est d'un très-petit calibre, vers ses extrémités, par exemple. Au niveau de ses couches les plus internes, ce réseau de tissu conjonctif emprisonne dans ses mailles, non-seulement des granulations pigmentaires, mais aussi des cellules arrondies ou allongées, dont on ne peut apercevoir le noyau, et qui sont remplies de grains de pigment et parfois aussi de quelques granules graisseux. A l'entour du foyer, on voit sur la coupe quelques éléments nerveux (tubes et surtout cellules) qui ont conservé leur apparence normale ; quant au tissu lui-même, il présente, à un degré très-prononcé, les mêmes altérations que les couches antérieures de la protubérance annulaire.

« Des coupes fines, pratiquées à l'état frais et surtout après durcissement préalable, font voir que la moitié antéro-inférieure de l'organe est atteinte d'une sclérose véritable. Toute trace de texture est à peu près disparue, et il faut examiner avec beaucoup d'attention, surtout aux environs de la surface, pour y découvrir des traces de fibres nerveuses. Partout il existe une matière amorphe très-dense, au milieu de laquelle on rencontre de nombreux éléments nucléaires, et ces noyaux sont presque tous plus ou moins arrondis et mesurent de $0^{mm},004$ à $0^{mm},007$, tandis que quelques-uns d'entre eux, très-allongés, atteignent $0^{mm},012$ de long sur $0^{mm},003$ de large. A l'intérieur de ces noyaux, il

existe un ou trois nucléoles punctiformes. Sur des coupes fraî-
ches, ces noyaux deviennent très-évidents, après l'addition d'un
peu d'acide acétique.

« Les tubes nerveux compris dans le tissu morbide sont très-
légèrement altérés; un petit nombre seulement sont atteints de
dégénération granuleuse, mais ils sont pour la plupart atrophiés
et de dimensions moindres que chez d'autres sujets du même
âge; en outre, le cylinder axis est difficile à apercevoir.

« Dans la moitié postérieure de la protubérance, l'état scléreux est moins prononcé. A ce niveau, les éléments nerveux sont
à peu près normaux; les cellules de la substance grise, notamment, ont conservé leur structure normale, et leurs prolonge-
ments sont faciles à voir; enfin, les noyaux de nouvelle formation sont très-peu nombreux.

« A la partie supérieure du bulbe, il existe un très-léger degré
de sclérose, marqué, à l'état frais, par une faible augmentation
de volume; des coupes, pratiquées après durcissement, permettent de constater dans l'intervalle des éléments nerveux la présence d'un certain nombre de noyaux qui ont conservé leur apparence normale.»

En somme, il existait chez notre malade une sclérose de la
protubérance annulaire, étendue surtout à la moitié antéro-inférieure de ce centre nerveux; il existait, en outre, des foyers hémorrhagiques autour desquels la sclérose était surtout avancée;
dans les parois de ces foyers, les vaisseaux capillaires étaient
eux-mêmes sclérosés et présentaient des dilatations cirsoïdes très-
appréciables; enfin, les éléments nerveux étaient eux-mêmes altérés, et cette altération portait surtout sur les tubes, les cellules
ayant conservé leur structure et leurs connexions normales.

III. Chez le sujet que nous avons observé, nous avons examiné avec soin les diverses autres parties contenues dans la boîte
crânienne. Les vaisseaux artériels, au niveau de la protubérance,
ne sont nullement altérés; tous sont logés dans les sillons dont
nous avons indiqué l'existence à la face inférieure de la protubérance annulaire. Les deux olives sont aplaties, déprimées et non
ramollies; les pédoncules cérébelleux et le cervelet sont intacts,
ainsi que les pédoncules cérébraux.

Du côté des méninges, nous ne trouvons à noter qu'une congestion générale des vaisseaux, mais aucune trace d'épanchement sanguin.

L'injection est très-prononcée dans les veines du cerveau, et contraste d'une manière singulière avec une remarquable pâleur de la substance nerveuse, qui paraît être complétement anémique; en outre, quoique le cerveau soit assez consistant, sans offrir pour cela de dureté appréciable au doigt, les circonvolutions ont subi un léger aplatissement à la partie supérieure des hémisphères. Cet aplatissement s'explique suffisamment par la présence d'une abondante quantité de sérosité très-claire dans les ventricules cérébraux; les deux ventricules latéraux surtout paraissent dilatés, et, du côté du troisième ventricule, la voûte à trois piliers paraît avoir conservé une assez bonne consistance, tandis que les deux trous de Monro sont considérablement agrandis dans tous les sens. On ne peut s'empêcher de faire remarquer, à cette occasion, l'influence que peut avoir exercée l'effacement du quatrième ventricule et de l'aqueduc de sylvius sur l'accumulation d'une quantité granduellement croissante de sérosité dans les ventricules cérébraux (1). Quand nous nous rappelons que l'intelligence de notre malade, quoique souvent obtuse, avait par intervalles une lucidité qui contrastait avec cet état presque habituel; nous sommes porté à penser que peut-être la sérosité qui distendait les ventricules cérébraux trouvait, à travers le peu d'espace perméable offert par le quatrième ventricule, une issue encore suffisante pour débarrasser de temps en temps le malade de la pression qu'elle exerçait et de l'état de demi-hébétude qui en résultait.

IV. Pour compléter l'exposé des résultats fournis par l'examen nécroscopique, j'ajouterai que nous trouvâmes les poumons, les

---

(1) Il n'est pas sans intérêt de rapprocher de cette disposition et de la remarque qu'elle me suggère, les résultats auxquels l'examen anatomique a conduit M. Archambault, pour quelques cas d'hydrocéphalie congénitale dans lesquels, le liquide occupant exclusivement la cavité des ventricules, cet observateur a trouvé, à des niveaux différents, une occlusion des orifices qui font communiquer l'intérieur des ventricules avec le tissu cellulaire sous-arachnoïdien et le rachis. (*Comptes-rendus des séances de la Société de Biologie*, 3º série, t. V, p. 5, année 1863; Paris, 1864.)

reins et le foie simplement congestionnés, surtout dans les parties que le décubitus du cadavre avait rendues déclives, ce qui nous fit rapporter l'aspect à l'état cadavérique.

La rate était petite ; le sang était noir, fluide et ténu. Le cœur était flasque et rempli d'un sang liquide et noir.

Il n'y avait dans ces dernières lésions rien, ce nous semble, qui puisse suffire à expliquer la mort : l'état du cœur paraissait être un résultat d'une émaciation générale, dont les signes étaient très-marqués pendant la vie, et qui, selon toute apparence, résultait elle-même de la gêne apportée à la nutrition par un long défaut d'appétence dans l'origine, et, bientôt après, par la difficulté qu'éprouvaient à s'accomplir les principaux actes mécaniques destinés à l'ingestion des aliments.

Aussi me paraît-il bien avéré que, dans l'étiologie des accidents observés pendant la vie, la plus large part doit être faite ici à la sclérose du mésencéphale, puis, dans une certaine mesure, à l'é·panchement intra-ventriculaire, qui semble bien lui-même être une conséquence de cette sclérose.

V. Quant à la question de savoir si celle-ci préexistait aux altérations des tubes nerveux plus ou moins lésés, qu'on trouve plongés au milieu de la gangue scléreuse, il me paraît prématuré de résoudre le problème en termes généraux, avec le peu de connaissances que nous possédons jusqu'à présent sur le sujet. Dans le cas particulier que j'ai pu observer, je crois que la prolifération du tissu conjonctif s'est développée la première, avant toute altération des tubes nerveux ; car, en raison de son extension à la totalité de la protubérance, on ne peut supposer qu'elle ait remplacé, dans le mésencéphale, le plus grand nombre des tubes nerveux qui auraient subi la dégénération ou qui auraient été repris par l'absorption. S'il en était ainsi, il faudrait admettre que la sclérose a eu bien des vides à combler, tant elle est généralement répandue dans tout le mésencéphale. Or la destruction d'autant de tubes nerveux, dans un centre aussi important, aurait dû se trahir par des signes cliniques que nous ne retrouvons pas dans l'observation. Il paraît donc vraisemblable d'admettre qu'ici le petit foyer hémorrhagique a été le point de départ d'une néoplasie conjonctive générale qui a enveloppé les tubes nerveux et vicié leur nutrition, au point de les rendre impropres à remplir les fonctions qui leur sont dévolues. Quant au volume un peu différent des deux moitiés de la protubérance, comparées entre elles, il me paraît résulter de ce que, dans la moitié dont le volume est un peu inférieur à celui de l'autre, la rétractilité dont est douée la substance conjonctive interposée aux tubes nerveux avait déjà commencé à exercer son action destructive ou atrophiante.

VI. Pour résumer en quelques mots les particularités principales qui me semblent ressortir de l'étude du fait qu'on vient de lire, je crois pouvoir dire que ce fait constitue un exemple de sclérose générale de la protubérance annulaire, surprise à la première période de son existence, et commençant à peine, sur un point, à passer à la seconde période.

La sclérose me paraît donc devoir être assimilée à la cirrhose, au moins au point de vue de sa marche, à laquelle on doit reconnaître deux périodes : l'une, d'hyperplasie conjonctive, avec augmentation de volume de la partie envahie; l'autre, caractérisée par la rétractilité de la substance conjonctive de nouvelle formation et aboutissant à l'atrophie des éléments normaux.

La sclérose générale de la protubérance, en tant qu'elle intéresse à la fois un grand nombre des éléments importants dont les altérations compromettent l'existence, ne peut arriver que difficilement au delà de sa première période, et, si elle la franchit, ce ne paraît pouvoir être que partiellement (*sclérose en plaques*), la mort se produisant avant l'évolution complète de la sclérose, dans le cas où cette dernière est générale.

La sclérose peut avoir pour point de départ un foyer hémorrhagique ; mais, en ce qui concerne les lésions concomitantes des éléments nerveux, celles-ci paraissent, au moins dans certains cas, sinon toujours, constituer des altérations secondaires de la sclérose.

La sclérose générale du mésencéphale, dans sa période initiale, offre une marche insidieuse. A mesure qu'elle s'accentue, elle détermine l'apparition de symptômes dont l'ensemble représente une image réduite des lésions que produirait la destruction pathologique complète des éléments de la protubérance annulaire.

Quelque rapide qu'on puisse la supposer, la marche de la sclérose est encore lente dans le mésencéphale, et, par conséquent, elle se prête à l'étude symptomatique des lésions de ce centre nerveux, mieux que ne pourrait le faire l'hémorrhagie qui intéresserait la partie centrale ou une grande étendue de la protubérance (1).

----

(1) Cette note a été publiée, pour la première fois, dans les *Archives générales de médecine*, 6ᵉ série, t. XI, p. 702 ; Paris, 1868.

ARTICLE CINQUIÈME.

Cas d'intoxication observé chez un ouvrier maçon, sujet antérieurement à des excès alcooliques, et qui, en dehors de sa profession, était souvent appelé à manier les vêtements de linge appartenant aux ouvriers d'une fabrique de blanc de céruse.

L'histoire étiologique de l'intoxication saturnine se complète chaque jour, et les circonstances prédisposantes, inhérentes à la pratique de certaines professions, paraissent se multiplier avec une regrettable fréquence. Les émanations plombiques provenant des journaux fraîchement imprimés ont été signalées, et M. Marmisse, dans un *Mémoire* destiné à appeler l'attention sur ces intéressantes questions d'hygiène, conclut aussi de faits déjà nombreux, rassemblés par ses soins, « que l'industrie de me-« nuisier, marchand de vieilles boiseries, et surtout l'emploi des « débris de vieux bois peints, comme combustible, exposent à « l'intoxication saturnine; que les molécules plombiques inter-« viennent pathologiquement, soit en agissant directement sur « les diverses surfaces absorbantes, soit en altérant les aliments. « Les conclusions pratiques qui découlent de ce qui précède sont « donc de ne pas séjourner au milieu de vieilles boiseries, de « séparer son domicile du lieu où elles sont entassées, de *ne pas* « *s'exposer à leur poussière en les travaillant,* de ne pas s'en servir « comme combustible, sans les avoir préalablement débar-« rassées, par un moyen quelconque, de la vieille peinture qui « les recouvre (1). »

Nous pourrions rapprocher des faits rapportés par M. Marmisse, un fait du même genre observé par M. Barth, sur un ouvrier menuisier qui travaillait le vieux bois peint, et qui fut atteint des accidents qu'entraîne après elle l'intoxication saturnine.

---

(1) Marmisse, *Nouvelles sources d'émanations plombiques*, Paris, 1866, p. 17.

Mais, en dehors de ce fait et de quelques autres, que notre bienveillant maître M. Barth nous a plusieurs fois rappelés dans ses leçons cliniques, nous nous proposons de rapporter ici, dans ses détails, l'observation suivante que nous avons recueillie nous-même (1).

Il s'agit d'un homme âgé de 42 ans, exerçant la profession de maçon et n'en ayant jamais exercé d'autre. Il était entré à l'Hôtel-Dieu, dans le service de M. Barth (salle Sainte-Madeleine, n° 9), pour des douleurs très-vives siégeant à la région ombilicale et s'irradiant du côté des fausses côtes.

Lors du premier examen, le 22 mars 1866, B..... paraît assez maigre et anémié; il a les yeux hagards, la langue sèche, la muqueuse buccale enflammée; il est en proie à une agitation extrême et à une constipation opiniâtre.

Il est, raconte-t-il, sujet depuis longtemps à des vomissements bilieux et à un tremblement général à peu près constant; il a, en outre, perdu de ses forces, et, par suite de l'affaiblissement dans lequel il est tombé, il s'est vu contraint de suspendre depuis un an ses occupations habituelles.

Les divers moyens d'exploration employés successivement, la percussion et l'auscultation en particulier, ne permettent de reconnaître aucune lésion à laquelle on puisse rattacher les souffrances qu'accuse le malade.

Interrogé sur ses antécédents, au point de vue de l'alcoolisme et de la syphilis, il avoue avoir fait, il y a longtemps, des excès de boissons, et avoir bu même, à une époque qu'il ne précise pas, une quantité de vin qu'il évalue jusqu'à six litres par jour. Il y a quinze ans, il prit la syphilis; mais, dès le début de l'infection, il s'est soumis à un traitement qui paraît l'avoir sauvegardé des manifestations ultérieures. Il ajoute avoir subi déjà plusieurs atteintes de douleurs rhumatismales; il dit aussi avoir été traité, dans un autre hôpital, pour une *bronchite nerveuse* dont l'auscultation ne nous permet pas de retrouver les traces.

Après plusieurs jours d'observation, M. Barth inclina particulièrement vers la probabilité de l'origine alcoolique des

---

(1) Cette observation a été rédigée sur nos notes et sur celles qu'ont bien voulu nous fournir nos deux amis, MM. Desjardins et Quertier, alors externes du service.

accidents dont le malade était atteint, et l'on institua le traitement dans cette direction. Cependant les vomissements conti-
nuaient et B..... entrait en de fréquents accès de colère, pendant
lesquels il se frappait violemment la poitrine et déchirait les
linges qui se trouvaient à sa portée : durant la nuit, il était en
proie au délire, et, quant aux douleurs qu'il ressentait à l'épi-
gastre, elles persistaient en revêtant la forme d'une barre transversale qui, selon la propre expression du malade, le couperait
en deux.

Dès lors, il prit, de trois en trois heures, une pilule de
1 centigramme d'extrait thébaïque, et d'heure en heure, une cuillerée à bouche de la potion anti-émétique de Rivière. Ce fut seulement après avoir pris la cinquième pilule qu'il commença à
trouver, vers onze heures du soir, un calme à peu près complet
qui se maintint jusqu'au lendemain. Cependant, au moment de
la visite du matin, il annonce que la douleur commence à se
faire sentir de nouveau, et la prescription de la veille est
maintenue.

Dans l'après-midi, à la visite du soir, nous le trouvons en proie
à des douleurs qui paraissent être des plus atroces, et qui occupent toujours l'abomen, surtout au niveau du creux épigastrique.
En posant au malade quelques nouvelles questions, nous appre-
nons qu'il a pris quelquefois déjà des bains sulfureux qui auraient, dit-il, calmé ses souffrances. Quoique nous ne pussions
pas nous expliquer comment notre malade, ouvrier maçon, aurait pu trouver dans son habitation, sise à Clichy, à deux cents
pas environ de la fabrique bien connue de blanc de céruse, les
conditions d'une intoxication saturnine, alors qu'il n'avait jamais,
à aucun titre, travaillé dans cette manufacture, alors aussi que
sa femme, ses enfants et les personnes du voisinage ne présentaient pas non plus les divers accidents sur la nature desquels
nous l'interrogions ; malgré ces diverses circonstances, qui ne
nous permettaient pas d'affirmer que nous fussions en présence
d'un cas d'intoxication saturnine, le malade insistant auprès de
nous pour obtenir un bain sulfureux, nous cédâmes volontiers
à sa demande. Ce bain, nous sembla-t-il, n'était contre-in-
diqué par aucune circonstance, et il pouvait, de plus, nous fournir un renseignement qui nous manquait encore. Il fut donc pris

O. LARCHER, *Etudes cliniques*.   3 le 26 mars au soir, après la troisième des cinq pilules quotidiennes. Le malade ayant éprouvé alors un grand soulagement, et les vomissements ayant cessé, on s'abstint d'administrer les deux dernières pilules. Notons cependant qu'aucune coloration foncée ne se montra à la racine des ongles (1).

Le 27 mars, les vomissements n'avaient pas reparu, le tremblement avait cessé, mais la douleur persistait encore, et la constipation, notée dès le jour de l'entrée, demeurait opiniâtre.

On supposa de la part du malade une certaine exagération dans l'expression de ses souffrances ; mais, en présence des symptômes observés et après élimination successive des diverses autres causes qui auraient pu les produire, M. Barth pensa qu'on devait prendre en considération l'habitation du malade dans les environs de la manufacture de blanc de céruse, à Clichy, et reconnaître dans les accidents éprouvés une influence d'origine saturnine. On prescrivit, en conséquence, l'usage de l'eau de Sedlitz (un verre le matin) et des bains sulfureux (un tous les deux jours)

Le 2 avril, le malade allait mieux ; son visage était calme, les douleurs avaient diminué considérablement d'intensité et ne revenaient plus qu'à de rares intervalles. On suspendit alors le traitement pendant deux jours ; mais les souffrances ayant reparu de nouveau, quoique beaucoup moins marquées qu'auparavant, on dut le reprendre encore jusqu'au 9 avril, époque à laquelle l'amélioration était graduellement devenue de plus en plus appréciable (2).

Alors seulement, interrogé de nouveau sur ses antécédents et songeant aux fréquentes questions qui lui ont été faites depuis son entrée dans le service de M. Barth, le malade nous apprend que sa femme blanchit les ouvriers de la fabrique de blanc de

---

(1) On avait, depuis le jour de l'entrée du malade, pris soin de lui laver chaque jour les mains avec de l'eau de savon.

(2) Le malade, dont la constitution avait été fortement épuisée par la maladie, avait eu, au niveau de la région sacrée, une eschare dont il n'est pas fait mention dans le cours de l'observation. Nous devons ajouter qu'après avoir été guéri des accidents attribuables à l'intoxication saturnine, B..... demeura quelque temps encore à l'hôpital, où il suivit un traitement tonique. Vers la fin du mois de mai, il fut envoyé en convalescence à l'asile de Vincennes.

céruse, à Clichy, et que souvent c'est lui qui manie le linge sale, le met en paquet et le porte à la lessive.

Depuis qu'il a été forcé d'interrompre ses travaux ordinaires, il s'occupait toujours chez lui de cette partie du travail qui lui permettait de venir en aide à sa femme.

La connaissance de ce détail de l'existence de notre malade était bien en faveur de l'hypothèse qui avait fait instinctivement rattacher à l'intoxication saturnine les accidents dont il était atteint, et elle expliquait le succès du traitement dirigé contre eux.

Le fait en lui-même méritait donc l'attention. C'est, en effet, une circonstance de nature à échapper facilement aux recherches étiologiques que celle dans laquelle paraît s'être accomplie l'intoxication. M. Barth ne se rappelle pas avoir entendu citer de cas, où l'intoxication ait été occasionnée par le maniement du linge sale des ouvriers employés à la fabrication des préparations à base de plomb.

Ce n'est, du reste, que par hasard, qu'on a été conduit au diagnostic, qui, plus tard, s'est trouvé confirmé. La profession du malade semblait écarter toute conjecture de ce genre, et les réponses aux questions posées n'avaient nullement guidé dans le sens de la vérité. « Les malades, volontairement ou non, nous indui-« sent souvent en erreur, soit en ne parlant pas assez, soit en par-« lant trop, soit même en dénaturant l'exactitude des faits qu'ils « racontent. Souvent donc, nous fait remarquer M. Barth à propos « de ce cas particulier, il vaut mieux s'en rapporter aux symptômes « observés, plutôt qu'au dire des malades. Ici l'ensemble des sym-« ptômes, la douleur abdominale, le vomissement, la constipa-« tion, le tremblement, auraient pu suffire à mettre sur la voie du « diagnostic, quand une heureuse inspiration ayant porté l'un de « nous à donner au malade un bain sulfureux, lequel fut suivi « d'un prompt soulagement, nous pûmes acquérir cette nouvelle « preuve en faveur de l'existence d'une intoxication saturnine « dont les renseignements qui nous arrivèrent plus tard devaient « à leur tour nous indiquer la source peu connue » (1).

---

(1) Le malade, que nous avons eu l'occasion de rencontrer dans le cours du mois de septembre 1866, avait repris ses occupations d'ouvrier maçon, et, à part une anémie, appréciable encore à l'aspect extérieur, il ne paraissait avoir conservé aucune trace de sa maladie.

Sans doute, lorsqu'on se rappelle que naguère notre malade était un grand buveur de vin, on ne peut se refuser à penser qu'il se mêlait peut-être chez lui un peu de *delirium tremens* à l'empoisonnement par le plomb; et nous l'admettons volontiers. Quant à la physionomie plus particulièrement saturnine, sous laquelle se sont montrés les accidents qui ont forcé le malade à réclamer nos soins, elle nous paraît s'expliquer suffisamment par la nature de l'occupation qu'il avait prise souvent chez sa femme depuis longtemps, et qui, plus tard, avait été le seul travail auquel il se livrât.

Telle est aussi l'opinion exprimée par M. Marchal (de Calvi), dans une récente analyse de notre observation. « Dans les fa-« briques où l'on travaille l'or, dit notre distingué confrère, on « fait laver les mains aux ouvriers, et on lave leurs blouses qui « ne quittent jamais l'atelier; on passe dans de grands filtres « l'eau qui a servi à ces lavages, et l'on retire du dépôt une pro-« portion d'or, qui, dans les maisons importantes, figure à l'in-« ventaire pour une bonne somme. Je veux, continue M. Marchal, « expliquer par cette remarque comment il peut se trouver dans « le linge des ouvriers employés à la fabrication de la céruse, « assez de plomb pour empoisonner quelqu'un qui manierait ces « linges habituellement » (1).

---

(1) Marchal (de Calvi), *la Tribune médicale*, t. II, p. 417; Paris, 1868.
L'observation qu'on vient de lire a été publiée pour la première fois, en grande partie, devant la Société de biologie (*Comptes-rendus des séances de la Société de biologie*, 4ᵉ série, t. III, p. 123, année 1866; Paris, 1867; et *Gazette médicale de Paris*, 3ᵉ série, t. XXI, p. 769; Paris, 1866) et reproduite dans *l'Événement médical*, 2ᵉ année, nᵒ 21; Paris, 1868.

ARTICLE SIXIÈME.

Loupe fibreuse fongiforme du cuir chevelu paraissant formée par un fongus de la dure-mère, et se continuant directement avec cette membrane à travers une large érosion de l'os occipital; pneumothorax consécutif à l'ouverture d'une caverne tuberculeuse dans la plèvre gauche.

Le 5 janvier 1866, était entré à l'Hôtel-Dieu, dans le service de M. le Dr Barth (salle Sainte-Madeleine, n° 22), un jeune homme de 18 ans, malade depuis dix mois. Les signes d'une tuberculisation avancée étaient des plus nets, notamment au sommet du poumon gauche, et à la partie moyenne de la hauteur de cet organe, où l'on constatait l'existence de plusieurs cavernes. Après quelques jours d'un calme relatif dans ses souffrances, F... accusa un matin (le 26 février), au moment de la visite, une douleur vive qu'il ressentait dans le côté gauche du thorax. Une nouvelle exploration fit percevoir, à l'auscultation, une crépitation retentissante et métallique, surtout prononcée lorsque le malade venait à tousser ou à faire quelque effort. A la percussion, on obtenait une sonorité exagérée dans la partie correspondante.

La douleur céda un peu après quelques applications émollientes; cependant, quelques jours plus tard (2 mars), après quelques angoisses assez vives et une dyspnée extrêmement pénible, le malade finit par succomber dans la matinée.

A l'autopsie, qui fut faite vingt-quatre heures après la mort, nous trouvons la cavité pleurale gauche distendue démesurément dans toute sa hauteur, et ne renfermant pas trace de liquide. La membrane séreuse paraît rugueuse et un peu épaisse dans sa portion pariétale; mais elle l'est surtout très-notablement dans sa portion viscérale, que tapisse une couche pseudo-membraneuse jaunâtre; l'éloignement du feuillet pariétal, par rapport à celui qui tapisse le poumon, permet d'explorer facilement la surface pleurale de cet organe, et de voir très-aisément, au niveau de la portion moyenne de sa hauteur, en un point plus rapproché du rachis que du sternum, un orifice de la largeur d'une pièce de 20 centimes, à bords déchiquetés, qui établit une communication entre la cavité pleurale et les voies respiratoires; le poumon correspondant ayant été ensuite enlevé, apparaît tout ratatiné, réduit à une mince lame d'un tissu quasi-spongieux, farci de nombreux tubercules ramollis pour la plupart.

Au niveau du point de communication précédemment indiqué, existe une caverne tuberculeuse, à parois très-minces, dans laquelle aboutit une extrémité bronchique, encore très-reconnaissable à la muqueuse épaissie qui la tapisse, et sur laquelle on constate des érosions superficielles.

Le poumon droit présente de nombreux tubercules, à divers degrés d'évolution; trois cavernes au sommet, et à sa surface extérieure des adhérences disséminées qui réunissent l'une à l'autre les deux feuillets pleuraux.

Le cœur paraît sain, ainsi que la plupart des autres organes, qui n'ont pu, du reste, être examinés que très-rapidement.

Voulant surtout examiner les centres nerveux, dans le but de poursuivre des recherches d'un autre ordre, nous allions procéder à l'enlèvement de la calotte épicrânienne, quand nous remarquâmes, à la surface du cuir chevelu, une tumeur qui jusque-là avait passé inaperçue, et qui nous sembla d'abord être une simple loupe (*hypertrophie des glandes sébacées*). Cependant, en l'examinant de plus près, nous trouvâmes sa consistance différente de celle que nous avaient toujours présentée, les loupes ordinaires, sous un égal volume ($0^m,04$ de large, sur $0^m,05$ de long). Au lieu de percevoir cette sensation de fermeté et de résistance que donnent, en général, les petites loupes de la tête, ou cette consistance pâteuse qu'elles acquièrent avec un volume considérable, il nous a semblé que la tumeur que nous rencontrions avait, sous le doigt, quelque chose des tissus lardacés. Elle offre, du reste, une forme assez régulièrement ovale-allongée; complétement nue à sa surface, elle ne laisse même pas voir les vestiges d'anciens poils (1), et sa coloration, d'un blanc jaunâtre, un peu terne, est à peine masquée en quelques points par un enduit brunâtre, qui paraît dû à la malpropreté générale du cuir chevelu.

La saillie que forme cette tumeur, à la surface du tégument, mesure 0^m,015; et, quant à sa périphérie, elle n'est pas égale sur tous les points : la partie la plus élevée et la plus superficielle étant assez large; tandis que la partie inférieure, qui adhère au cuir chevelu, est au contrarie un peu rétrécie, comme le serait un pédicule. En explorant cette portion adhérente, entourée de cheveux châtains, serrés et d'apparence normale, au milieu desquels se détache nettement la surface dénudée de la tumeur, il nous sembla percevoir une sorte de dépression de la paroi crânienne, comme s'il existait à ce niveau une solution de continuité de la voûte osseuse. Il ne nous parut pas, cependant, que cela fût possible : d'abord, la tumeur que nous avions sous les doigts était située en un point ordinairement assez résistant, puisqu'elle correspondait au siége habituel de la tubérosité occipitale externe; en outre, il nous semblait que s'il existait une véritable solution de continuité, quelque symptôme, dû, soit à la compression du centre nerveux, soit à toute autre cause, aurait frappé notre attention pendant l'existence du malade, ou que celui-ci nous eût tout au moins révélé quelque fait, actuel ou antérieur, qui n'aurait pas manqué de provoquer notre examen. Mais, au lieu de cela, la tumeur avait toujours passé jusque-là inaperçue pour toutes les personnes qui avaient examiné ou interrogé le malade, et c'est seulement à l'autopsie que nous la rencontrions par hasard. Quoique ces diverses raisons nous portassent à rejeter l'hypothèse d'une solution de continuité, néanmoins l'adhérence même de la tumeur aux parties sous-jacentes (à l'encontre de ce qui s'observe le plus souvent pour les loupes du cuir chevelu, qui ordinairement, plus ou moins adhérentes à la peau, sont mobiles sur le tissu cellulaire sous-cutané), cette adhérence nous parut de nature à fixer l'attention.

---

(1) Cependant, à l'aide d'un verre grossissant, on remarque sur quelques points un duvet très-fin.

Afin de mieux respecter les lésions anatomiques, qui, dans notre hypothèse, pouvaient coïncider, du côté de la cavité, ou tout au moins du côté de la paroi du crâne, nous avons sectionné circulairement la voûte à son union avec la base, puis incisé la dure-mère dans tout le sillon correspondant. Nous avons pu ainsi renverser toute la masse encéphalique dans la cavité de la voûte, sans craindre de séparer violemment l'une de l'autre. Rien n'avait été détruit dans les rapports des surfaces contiguës, et le cerveau, examiné dans la partie correspondante à la tumeur extérieure, nous parut absolument sain ; sa surface ne présentant pas la moindre trace de compression.

Toute la masse encéphalique, examinée à l'œil nu avec tout le soin possible, ne nous a offert aucune altération pathologique, et, quand nous l'eûmes enlevée complétement, la dure-mère apparut lisse à sa surface interne, et sans lésion appréciable. Deux traits de scie nous ayant permis de détacher, du reste du crâne, la portion de la voûte qui supporte la tumeur, il devint facile de reconnaître que, contrairement aux raisons qui auraient pu jusque-là nous faire penser l'inverse, il y avait, en réalité, absence de la paroi osseuse dans la partie de la voûte qui correspondait à la tumeur, et cette dernière, saisie entre les doigts, se laisse déplacer, comme toute partie molle placée au devant d'une solution de continuité dont les bords seuls sont demeurés résistants.

En disséquant la dure-mère jusqu'à la périphérie de la solution de continuité dont elle tapisse et oblitère complétement la face profonde, nous rencontrons une résistance assez prononcée ; cependant cette résistance est encore facile à vaincre, tandis qu'au niveau même des bords de l'espace où manque la paroi osseuse, on ne saurait disséquer sans la détruire une trame fibreuse placée là comme une sorte de rideau, et qui semble constituée par la fusion de la dure-mère et de la base de la tumeur. En aucun point de cette cloison fibreuse nous ne rencontrons de perforation appréciable, et sa face cérébrale loge deux sinus, dont la disposition oblique de haut en bas et de droite à gauche, jointe à leur parallélisme, fait hésiter à leur donner un nom qui rappelle l'état normal dont ils représentent un mode de déviation. En disséquant la membrane interne de l'un d'eux (le plus rapproché de la ligne médiane), nous mettons à nu une portion de tissu fibreux blanc nacré, qui paraît former un petit faisceau isolé dans l'épaisseur de la cloison fibreuse générale. En saisissant avec une pince ce petit faisceau, nous imprimons à la tumeur un mouvement très-nettement appréciable, que les tractions exercées sur les points voisins ne lui communiquent, au contraire, que très-imparfaitement.

Après avoir disséqué les téguments épicrâniens, pour dégager la base de la tumeur, que l'on isole d'ailleurs très-aisément, nous avons mis ainsi à découvert, d'une part les limites de la solution de continuité (qui mesure $0^m,04$ de large sur $0^m,05$ de long), et d'autre part la surface externe de la couche fibreuse qui comble cet espace. Nous constatons alors, que, tandis que la face profonde de l'os (os occipital au niveau de la tubérosité) n'offre pas de dépressions bien appréciables en dehors de celles qui sont en rapport avec les saillies encéphaliques elles-mêmes, au contraire, la table externe est assez régulièrement déprimée, et dans des conditions telles de connexité avec l'étendue même de la tumeur, que celle-ci semble n'avoir pas été étrangère à la disposition que nous observons. Ajoutons que la dépression de l'os sur les bords de la solution de continuité se fait graduellement de la périphérie au centre, et que le périoste, partout intact à son niveau, se prolonge sur le voile membraneux qui tapisse l'espace vide jusqu'au niveau d'un point à peu près central, où cette couche elle-même est en connexion intime avec un faisceau fibreux dont la périphérie mesure $0^m,015$. Or ce faisceau se prolonge, d'une part, dans la tumeur qui semble en être ou l'origine ou l'expansion, et d'autre part, quoique intimement confondu avec la membrane fibreuse qui ferme la solution de continuité de l'os, il paraît se continuer plus spécialement avec le petit fascicule qui, tout à l'heure, saisi avec les pinces, faisait tout particulièrement mouvoir la tumeur.

Examinée à son tour, la tumeur paraît se continuer manifestement avec le gros faisceau que nous indiquions précédemment, et qui se perd dans son épaisseur. Sur une coupe médiane, elle laisse voir une couche externe, épaisse, résistante, sans dureté, qui se continue, à la périphérie, avec le cuir chevelu proprement dit. Au-dessous est un tissu d'une consistance lardacée, brillant à la coupe, résistant au scalpel, donnant, au moment de a section, un liquide analogue au suc dit cancéreux, et nulle part ne laissant voir à l'œil nu l'apparence de matière, soit sébacée, soit d'une autre nature.

A l'*examen microscopique*, qu'il a bien voulu se charger de faire, M. le Dr Ordonez n'a pas trouvé que «la couche épidermique dif- «férât sensiblement de l'état normal, si ce n'est par un épaissis- «sement un peu plus considérable, dû sans doute aux frotte- «ments qu'avait pu subir la tumeur pendant la vie du malade.

«Le corps muqueux de Malpighi était un peu plus développé qu'à «l'ordinaire; la couche papillaire de la peau était rudimentaire «sur toute l'étendue de la tumeur et complétement aplatie.»

«A partir de cette couche superficielle formée par le derme, «on ne voit rien autre chose que la trame même de la tumeur «jusqu'à son pédicule. Sous ce point de vue, cette production «pathologique pourrait être considérée comme une tumeur fi- «breuse du derme; mais son pédicule, qui va se fixer sur la paroi «crânienne, fait rejeter cette supposition. La tumeur proprement «dite est composée d'une trame fibreuse très-serrée, dans la- «quelle on trouve encore une assez grande proportion de fibres «élastiques appartenant à la variété dartoïque. Au milieu de cette «trame, on voit des vaisseaux capillaires entourés d'une tunique «adventive très-épaisse, mais parfaitement perméables au cours «du sang, et d'autres dont la lumière a disparu, et qui se trou- «vent transformés en cordons fibreux. La trame de la tumeur «renferme encore un certain nombre de vésicules adipeuses et «de petites concrétions de phosphates et de carbonates de chaux «et de magnésie.

«Le pédicule est constitué par la même trame, et renferme, «dans son épaisseur, trois ou quatre petites branches artérielles «dont la plus forte peut atteindre 1 millimètre de diamètre. On «peut suivre leur trajet avec une soie de sanglier, jusqu'au ni- «veau de la dure-mère avec laquelle se confond le pédicule »

REMARQUES. — 1° Parmi les tumeurs qu'on observe à la surface du cuir chevelu, on rencontre tantôt et le plus ordinairement, des loupes proprement dites (*hypertrophies des glandes sébacées*), tantôt des productions de diverses natures, soit *cornées*(1), soit *athéroma-*

---

(1) *Bulletins de la Société anatomique de Paris,* 1re série, t. XXVIII, p. 227.

teuses (1), soit *mélicériques* (2). Quelquefois aussi, on en observe d'autres, qui, offrant une certaine fermeté au doigt, sont arrondies, plus ou moins bosselées, peu douloureuses au toucher, à peine mobiles dans le sens latéral, non dépressibles, largement étalées au dehors du crâne et adhérentes à l'enveloppe épicrânienne. Ces tumeurs peuvent prêter à la confusion, si on les examine superficiellement, et surtout si elles n'offrent pas de battements. En effet, quoique la mobilité et la fluctuation des loupes puissent presque toujours les faire distinguer, ces deux signes peuvent faire défaut, dans les cas par exemple où elles se sont creusé de petites fossettes à la surface du crâne. En pareil cas, l'erreur ne serait pas préjudiciable; car, en supposant même qu'on crût réellement avoir affaire à des loupes ordinaires, on devrait encore s'abstenir de toute opération, en songeant aux cas dans lesquels Delpech et Lenoir ont trouvé au-dessous de semblables tumeurs, des perforations du tissu osseux (3). Mais l'erreur serait infiniment plus regrettable dans ses conséquences, si, comme sur notre pièce, une apparente mobilité au premier abord, et un développement à l'extérieur assez prononcé, en l'absence de tout signe de compression du cerveau (4), et aucune dépression apparente du crâne ne se manifestant, on se décidait à une opération, pensant n'avoir affaire qu'à une simple *tumeur fibreuse du cuir chevelu* (5), ou à quelque autre tumeur à parois

---

(1) *Bulletins de la Soc. anat.*, 1ʳᵉ série, t. IX, p. 75.

(2) Lacombe, *idem*, t. XIII, p. 266.

(3) On en trouve encore un exemple dans les *Bulletins de la Société anatomique*, 1ʳᵉ série, t. XXV, p. 237.

(4) Le malade lui-même, ni aucun trouble appréciable dans les fonctions de l'encéphale, ne nous avait jamais porté à rechercher l'existence de cette tumeur, qui, nous l'avons déjà dit, ne nous apparut qu'à l'amphithéâtre des autopsies.

(5) En supposant qu'il en existe des cas bien avérés, car, dans ceux que nous avons pu passer en revue, la tumeur se continuait soit avec le périoste, soit avec l'un ou plusieurs des tissus sous-jacents. J'ai cependant retrouvé un cas publié par M. Tavignot. Il s'agit d'une *tumeur squirrheuse* ulcérée, développée sur le cuir chevelu d'une personne qui n'avait jamais éprouvé d'accidents nerveux. Cette tumeur était mobile, et son ablation fut facile; on vit alors qu'*elle siégeait uniquement dans la peau, les parties sous-jacentes étant intactes*. Ce fait, ajoute M. Tavignot, avait quelque importance au point de vue du diagnostic; car *on aurait pu croire à l'existence d'un fongus de la dure-mère*. Le malade ayant succombé aux suites de l'opération, l'autopsie fut faite, et l'on trouva seulement, outre du pus contenu dans la cavité de l'arachnoïde, un ramollissement de la substance

épaisses, telle qu'un *kyste dermoïde* (1). La tumeur dont nous avons donné la description tout à l'heure aurait pu certainement passer pour être étrangère à la paroi osseuse, et peut-être, à défaut d'une exploration suffisamment minutieuse, eût-on été tenté d'en débarrasser le malade s'il eût appelé sur elle l'attention (2).

2° Le siége de la tumeur, au niveau de l'espace où l'on chercherait la protubérance occipitale externe, prouve que les surfaces osseuses, en apparence les plus résistantes, ne sont pas à l'abri de la destruction causée par les tumeurs fibreuses. Parmi les os du crâne, l'occipital est, du reste, un de ceux qu'on voit le moins fréquemment en rapport avec ces sortes de tumeurs. Louis (3) cite un cas dans lequel un fongus de la dure-mère était situé au-dessous de cet *os demeuré intact;* et, de la comparaison des faits rassemblés dans son mémoire, il résulte que, dans trois autres cas, une tumeur fongueuse de la dure-mère était encore en rapport avec l'occipital. Plus récemment, dans un fait publié par M. le professeur J. Cruveilhier (4), la tumeur fibreuse, non-seulement occupait la face postérieure du rocher et la fosse occipi-

---

du cerveau dans le lobe gauche. (*Bulletins de la Société anatomique,* 1re série, t. XVII, p. 144.)

. (1) Dans un cas, présenté par M. Picard à la Société anatomique (*Bulletins,* etc., 1re série, t. XV, p. 394), il y avait eu perforation du crâne par une tumeur qui, selon M. Follin (*Traité de pathologie externe,* 1re partie, t. II, p. 57; Paris, 1863), n'était pas un simple kyste sébacé de la tête, mais bien une tumeur congénitale à parois épaisses et contenant des cheveux, véritable *kyste dermoïde.*

(2) Nous citerons, à cette occasion, une précieuse observation due à M. Reignier. Il s'agit d'une femme qui, depuis quatre ans, était amaurotique, et qui, souffrant de douleurs de tête continues, offrait une hébétude très-prononcée dans le regard. Aucun signe de paralysie ne s'était encore montré la veille de sa mort, et elle éprouvait seulement un peu d'engourdissement des membres. A l'autopsie, on trouva, au niveau de la gouttière ethmoïdale droite, une tumeur fongueuse de la dure-mère, qui, après avoir détruit la lame criblée de l'ethmoïde, s'était fait jour dans les fosses nasales. Elle avait ainsi atteint le plancher, au-dessus duquel elle était suspendue par un pédicule, à la manière d'un polype. M. le professeur J. Cruveilhier, en examinant cette disposition, fit remarquer à quelle erreur de diagnostic elle aurait pu donner lieu si la malade, au cas où elle n'eût pas été plongée dans un état d'insensibilité presque complète, eût appelé l'attention sur l'existence de cette tumeur (*Bulletins de la Société anatomique,* 1re série, t. IX, p. 40).

(3) *Mémoire sur les tumeurs fongueuses de la dure-mère* (*Mémoires de l'Acad. royale de chirurg.,* nouvelle édition avec notes, t. III, p. 17, obs. 6; Paris, 1819).

(4) *Bulletins de la Société anat.,* 1re série, t. XXX, p. 475.

tale inférieure gauche, mais encore s'étendait en s'amincissant derrière le trou occipital et dépassait un peu à droite la faux cé-rébelleuse : *l'os*, cette fois encore, *était demeuré parfaitement sain et ne présentait aucune trace de carie ni de nécrose*. Le fait de per-foration de l'occipital, observé sur notre pièce, paraît donc ex-ceptionnel (1), et cela n'a rien qui doive étonner, puisque quelquefois, au lieu d'un amincissement, les tumeurs voisines provoquent même l'épaississement des parois du crâne (2). Ce-pendant, dans les quelques recherches que nous avons pu faire sur ce sujet, nous avons retrouvé un cas de perforation de l'occi-pital, sans que, du reste, eu égard au niveau même du point qu'elle occupait, aucune tumeur fût extérieurement appréciable. Il s'agissait d'un homme âgé de 51 ans, qui, depuis trois mois, ressentait des douleurs dans les épaules, et à la partie postérieure du cou. En cette dernière région, il existait un engorgement assez dur; la tête était un peu fléchie en avant et inclinée sur l'épaule droite, et, *presque constamment*, le malade accusait une *céphalalgie*

---

(1) Depuis la lecture de la présente note à la Société de biologie, nous avons re-trouvé deux cas dans lesquels l'os occipital est intéressé.

Dans l'un, que l'on doit à M. A. Pasquier (*Bulletins de la Société anat.*, 1re sé-rie, t. XVII, p. 271), on trouva, à l'autopsie d'un jeune soldat âgé de 24 ans, une tumeur qui s'était fait jour par le trou occipital et comprimait le bulbe rachidien. Le malade avait eu, du côté droit, une hémiplégie complète portant sur la langue, le bras et la jambe. Deux mois avant l'apparition de la paralysie, il avait ressenti une douleur bientôt suivie de gonflement de l'oreille droite. La nature de la tu-meur fut diversement interprétée par M. A. Pasquier, qui la présenta comme un exemple d'encéphaloïde, et par M. Barth, qui, à cause du jeune âge du sujet et de la coexistence d'une carie de la tête de l'un des péronés, pensa qu'il s'agissait plu-tôt d'un tubercule que d'un cancer.

Dans le second cas, que nous avons retrouvé, et dont la pièce a été déposée au musée Dupuytren par M. le professeur Velpeau (armoire n° xxxviii, appareil de l'innervation, n° 64), il s'agit d'un carcinome des méninges : *deux tumeurs sont situées sur l'occipital, qui est profondément détruit.*

Dans un cas, où il existait une tumeur du cervelet, qui avait produit des mou-vements convulsifs et la paralysie du même côté du corps, « l'occipital présentait, à l'intérieur, une cavité, produite par le refoulement de cet os dont les tables avaient été repoussées sur le point correspondant à la saillie de la dure-mère.

« A l'extérieur, un peu au-dessus de la *bosse occipitale* droite, on sentait, avec la main, une *saillie bien marquée*, qui eût même été visible, si les cheveux avaient été rasés sur cette partie. Cette saillie n'existait point à gauche. » (Mayer, *Comptes-rendus des séances de la Société de biologie*, 1re série, t. II, p. 102 Paris, 1851.)

(2) Barth, *Bulletins de la Société anat.*, 1re série, t. XXX, p. 478.

occipitale. Il avait, en outre, de fréquentes épistaxis et des symptômes de compression de la moelle. L'explication de ces derniers se trouva à l'autopsie : le périoste, qui revêt la face antérieure ou spinale des six dernières vertèbres cervicales, était épaissi, infiltré de pus, et faisait une saillie d'une demi-ligne dans l'intérieur du canal rachidien, tandis que le cordon nerveux et ses enveloppes n'offraient pas la moindre lésion appréciable. *Immédiatement en arrière du trou occipital et de chaque côté de la crête occipitale interne, le tissu osseux était percé de part en part dans une étendue de 3 lignes de diamètre en tous sens, et remplacé par un tissu rougeâtre infiltré de pus*, ne faisant aucune saillie du côté de la face cérébrale de l'ocipital. Du côté opposé, au contraire, ce tissu fongueux est saillant et formé par la réunion de petits lobules constitués chacun par de petites granulations rougeâtres, qui, pour l'aspect, ressemblent beaucoup aux végétations syphilitiques. *Les bords de la perte de substance de l'occipital étaient*, du reste, *irréguliers, tranchants et très-résistants*.

M. Legendre (1), en présentant cette pièce à la Société anatomique, fit remarquer qu'elle pourrait être rapprochée de ces variétés de fongus de la dure-mère qui débutent par le tissu osseux, variétés admises par Sandifort et par Walther.

3° Les perforations des os du crâne par les tumeurs s'observent chez des sujets très-différents; tantôt la perforation est unique, tantôt il en existe plusieurs; tantôt les tumeurs qui ont amené ce résultat se sont développées dans l'épaisseur même de l'os, tantôt elles proviennent de la dure-mère, ou même de l'arachnoïde cérébrale (2); quelquefois enfin, nous l'avons rappelé déjà, elles appartiennent primitivement au cuir chevelu. Il nous semble résulter de la description de la tumeur qui nous fournit le sujet de cette note, qu'elle a débuté par la dure-mère et que la perforation de l'os est consécutive à son développement ultérieur. Mais, quel que soit le point de départ précis de ce fibrôme, nous devons faire remarquer que le cadavre sur lequel il a été recueilli était précisément celui d'un phthisique, circon-

---

(1) *Bulletins de la Société anatomique*, 1re série, t. XIII, p. 164.

(2) J. Cruveilhier, *Anatomie patholog. du corps humain*, 8e livraison, pl. III, fig. 3, 4 et 5.

stance qui, récemment, a permis à M. Barth de rapprocher la perforation consécutive, de deux autres perforations offertes par un crâne présenté à l'Académie de médecine par M. H. Larrey (1) et ayant appartenu également à un phthisique (2).

4° Quoique, pour diverses raisons, et entre autres, parce que « des productions exactement semblables se développent dans les « régions où il n'existe pas de glandes de Pacchioni, » les auteurs du *Compendium de chirurgie pratique* rejettent cette opinion comme inadmissible (3); cependant nous rappellerons que, pour Klein (4), d'une manière générale, les *fongus de la dure-mère* sont toujours formés par des corpuscules de Pacchioni hypertrophiés. Cette opinion a été reprise de nouveau en 1862, devant la Société de biologie par M. Ordoñez; et ce micrographe distingué a décrit les granulations méningiennes ou corpuscules de Pacchioni, comme constitués par des anses capillaires libres, provenant en général du réseau capillaire de la pie-mère. La tunique adventice ou celluleuse, en s'épaississant considérablement par suite de l'hypergénèse des aliments qui la composent, finit par constituer une gaîne fibreuse aux troncs capillaires pendant leur trajet jusqu'à la partie supérieure de la dure-mère. Elle forme alors une coiffe arrondie ou piriforme, très-épaisse, à l'anse capillaire libre, qui, perforant la dure-mère, va s'insinuer, quelquefois très-profondément, dans l'épaisseur des os du crâne. Lorsque cette disposition a pris un grand développement, le capillaire central d'un grand nombre des granulations qui en résultent, et surtout des plus anciennes, finit par s'atrophier, et il reste à sa place une villosité fibreuse.

---

(1) *Bulletin de l'Acad. de méd. de Paris*, séances des 27 février et 6 mars 1866, et *Union médic.*, nouvelle série, t. XXIX, p. 396 et 443; Paris, 1866.

(2) Malheureusement, dans la pièce adressée par M. Monier (d'Avignon) à M. Larrey, en l'absence de renseignements antérieurs et d'une exploration anatomo-pahologique complète, il est impossible de dire si la perforation crânienne est congénitale, ou bien, si, au lieu de constituer une anomalie anatomique, elle ne serait pas la conséquence d'une lésion pathologique, soit du cerveau, soit de la dure-mère, soit du crâne lui-même. (*Gazette des hôpitaux*, 17 mars 1866.)

(3) Ch. Denonvilliers et Gosselin, *Compendium de chirurg. prat.*, t. II, p. 723; Paris, 1851.

(4) *Journal complément. de méd.*, t. XXXIV, p. 225.

M. Ordoñez a remarqué, en outre, que les corpuscules de Pacchioni prennent un développement considérable chez les sujets qui présentent des tubercules abondants dans les poumons, et, selon lui, il faudrait attribuer cette relation à la gêne considérable de la circulation pulmonaire chez ces malades et à la congestion consécutive du cerveau et surtout des méninges (1).

La coïncidence de la phthisie pulmonaire, chez le sujet de notre observation, est intéressante à remarquer au point de vue des faits indiqués par M. Ordoñez, et cela d'autant plus que la tumeur paraît avoir commencé dans les méninges, avoir usé la substance osseuse petit à petit, et gagné enfin la partie extérieure du crâne, de façon à faire corps définitivement avec le cuir chevelu.

En résumé, — la loupe fibreuse fongiforme que nous avons eu l'occasion d'observer (2), constitue un exemple peu commun de tumeur de la région occipitale, dans lequel la dure-mère, l'occipital et les tissus épicrâniens sont simultanément intéressés, quoiqu'ils ne paraissent avoir été envahis que successivement, les uns après les autres, en commençant par la dure-mère.

Son point de départ probable, chez un sujet atteint de tuberculisation pulmonaire, et sa nature fibreuse, sont deux particularités remarquables, au point de vue de la physiologie pathologique; et, au point de vue de l'erreur à laquelle elle aurait pu donner lieu en clinique, elle offre un intérêt qui peut trouver, à l'occasion, son application pratique.

---

(1) Communication orale du 17 mars 1866.

(2) La pièce a été présentée à la Société de biologie, dans la séance du 10 mars 1866 (Voyez *Comptes-rendus des séances de la Société de biologie*, 4e série, t. III, p. 27 ; année 1866 ; Paris, 1867, et *Gazette médicale de Paris*, 3e série, t. XXI, p. 265 ; Paris, 1866).

ARTICLE SEPTIÉME.

Hémorrhagie dans l'hémisphère gauche du Cervelet, avec destruction partielle du pédoncule cérébelleux moyen du même côté ; strabisme interne correspondant ; absence de vomissements ; résolution générale des membres.

Tr... (Charles), ouvrier menuisier, âgé de 60 ans, habituellement bien portant, était rentré chez lui après son travail, dans la soirée du 5 mai 1866. Le lendemain, on le trouve couché dans son lit, sans mouvement, nous dit-on, mais non sans connaissance.

Le 8 mai, au matin, le malade ayant été transporté à l'Hôtel-Dieu et placé dans le service de M. le docteur Barth (salle Sainte-Madeleine, nº 21), nous savions seulement ce que nous venons de rapporter de son histoire ; et l'absence de toute trace de contusion ne permettait pas de rattacher à une chute, tant soit peu violente, l'état dans lequel nous le voyions.

Tr... paraissant plongé dans une demi-somnolence, nous n'avions pas à compter beaucoup sur les renseignements qu'il pourrait nous fournir. Quelques questions, qui n'appelaient qu'une réponse brève et facile, lui ayant été posées, il y répondit seulement par des mots inintelligibles. Son regard, empreint d'hébétude et comme étonné, était fixé sur celui qui l'interrogeait ; les conjonctives oculaires étaient injectées ; les pupilles, dilatées, se contractaient aux approches de la lumière artificielle. La sensibilité générale était conservée ; les mouvements du thorax s'exécutaient régulièrement ; il ne paraissait pas y avoir de paralysie musculaire unilatérale, mais il était facile de constater l'existence d'un affaiblissement, d'une résolution générale, des deux côtés du corps ; car, si, le malade étant étendu sur son lit, on l'engageait à porter l'un de ses membres dans une direction déterminée, il y arrivait toujours avec une certaine lenteur, mais sans oscillations.

O. LARCHER, *Etudes cliniques.*   4

On pratiqua une saignée du bras, des sinapismes furent appliqués aux extrémités, et la limonade tartrique (un pot) fut prise dans la journée.

Le lendemain, l'état général s'est amélioré; le malade pousse bien la langue au dehors, et celle-ci n'est pas déviée. Les mouvements des membres s'exécutent pourtant plus difficilement que la veille. Des sinapismes furent encore appliqués, dans le cours de la journée, et le malade but tout un pot de tisane de chiendent avec addition de 10 centigrammes de tartre stibié. Il n'avait encore ni vomi, ni été à la selle, depuis son entrée à l'hôpital : il eut dans la soirée trois garde-robes bilieuses.

Le 10 mai, l'œil gauche est fortement dévié vers l'angle interne de l'orbite, l'iris atteignant le milieu de l'espace qui, normalement, sépare cet angle du centre de la pupille. Nous présentons au malade, en face de chacun de ses yeux, un nombre variable de nos doigts, en lui demandant en même temps combien il en voit, et, quoique ses réponses, toujours parfaitement exactes, quand c'est l'œil droit qui fonctionne, soient empreintes d'une certaine lenteur, il n'est pas probable qu'on doive attribuer le fait à un trouble réel de la vision, car la même lenteur dans les réponses se produit, chez cet homme, en toute autre occasion. Pour l'œil gauche interrogé isolément, la perception exacte des images n'a lieu qu'autant qu'on rapproche les objets de la racine du nez, le malade étant couché. Le globe de l'œil, en effet, ne suit plus les objets qu'on lui présente vers le côté externe de l'orbite.

Le 10 mai, à la visite du soir, et le lendemain au matin, nous constatons, du côté gauche de la face, une légère résolution des muscles. La commissure gauche de la bouche est abaissée, surtout comparativement à celle du côté opposé, et cette différence entre elles s'exagère encore quand le malade vient à dire quelques mots, la commissure droite de la bouche étant alors fortement tirée en haut. S'il essaye de fermer les paupières, celles de l'œil gauche ne sont closes qu'incomplétement; le muscle orbiculaire est donc lésé dans sa fonction. Le malade se prête trop difficilement à l'exploration de la bouche pour que nous puissions constater l'état du voile du palais; la langue, nous l'avons déjà noté dès le second jour de notre examen, n'est pas modifiée dans sa motilité, et l'ouïe paraît également nette à droite et à gauche, ainsi que nous le prouvent les réponses du malade, réponses qui, toujours lentes, témoignent cependant que l'intelligence n'est pas abolie. (Un lavement purgatif est prescrit.)

Les jours suivants, même état, sans amélioration ni aggravation.

Le 14 mai, à huit heures du soir, le malade s'éteint, après avoir présenté pendant quelques heures une respiration stertoreuse, irrégulière, et être tombé dans un coma profond (1).

EXAMEN NÉCROSCOPIQUE.—Les divers symptômes notés dans l'observation recueillie au lit du malade avaient fait penser à l'existence d'une vaste congestion avec épanchement possible d'une certaine quantité de sang à la périphérie de l'encéphale ; aussi, à l'autopsie, nos recherches durent-elles porter plus particulièrement sur cette partie de l'organisme.

La masse entière ayant été enlevée de la boîte crânienne avec le plus grand soin et déposée sur la table, dans la position qu'elle occupe sur le vivant, nous procédons à l'examen du cerveau, en explorant d'abord sa surface supérieure, que nous trouvons aussi saine que possible, les vaisseaux sanguins n'étant pas même engorgés, à l'inverse de ce que nous pensions rencontrer.

Cependant, alors que, dans l'espoir d'arriver à trouver ce que nous recherchions, nous pratiquions successivement des coupes transversales, en allant de la face supérieure à la face inférieure (recherches qui ne nous donnèrent aucun résultat), il nous sembla que du sang s'échappait d'un point quelconque de la base de l'encéphale, et en quantité assez grande pour l'entourer en partie. Nous retournons alors sens dessus dessous toute la partie encore inexplorée, qui correspond à la base, et l'hémisphère gauche du cervelet nous apparaît volumineux et recouvert d'un sang encore liquide et noirâtre. Cet hémisphère offre, en effet, le double du volume de celui du côté droit, qu'il refoule lui-même dans cette dernière direction, vers laquelle il repousse

______

(1) Nous avons cru devoir passer sous silence, dans cette relation, l'indication des divers appareils dont l'état n'a présenté aucun trouble à notre observation : nous citerons notamment parmi ceux-ci l'appareil génito-urinaire, qui n'a rien offert d'anormal.

également le bulbe rachidien, pendant qu'il entraîne à gauche la protubérance annulaire, qu'il fait sensiblement dévier à sa suite. Examinant dans ses détails la surface de cet hémisphère, d'où le sang pouvait s'être échappé (1), nous constatons l'intégrité de la pyramide lamineuse de Malacarne et de ses ailes; l'éminence vermiforme et sa luette sont également conservées à l'état normal.

Cependant, à 2 millimètres en arrière de la naissance du nerf trijumeau, le pédoncule cérébelleux moyen du côté gauche est infiltré de sang, et, à 1 millimètre plus en arrière encore, il apparaît profondément déchiqueté dans toute son épaisseur. Toute la partie de la face inférieure de l'hémisphère gauche, qui l'environne, est aussi irrégulièrement détruite, et, dans l'excavation qui en résulte, est déposé du sang pris en gelée.

Les sillons qui parcourent la surface inférieure du cervelet sont respectés; quant à celui qui, de l'échancrure antérieure où il commence par un écartement anguleux se porte circulairement en arrière et se termine à l'échancrure médiane postérieure, ses deux lèvres, largement écartées, laissent entrevoir dans leur intervalle une ouverture irrégulière, incomplétement obstruée par un sang noir et poisseux. En écartant davantage les bords de cette ouverture et faisant pénétrer par cette voie un mince filet d'eau, nous parvenons à faire évacuer le sang qui l'encombre, et alors apparaît une cavité anfractueuse, dont les parois déchiquetées sont formées directement par la pulpe nerveuse. En soulevant avec précaution la partie de la substance cérébelleuse, qui forme la paroi inférieure de ette cavité accidentelle, il est facile de voir que cette dernière communique librement avec la perte de substance indiquée précédemment au niveau du pédoncule cérébelleux moyen; la substance cérébelleuse, ainsi soulevée, forme une espèce de pont *au-dessous* de la cavité dont une ouverture répond au sillon de la face inférieure du cervelet, pendant que l'autre intéresse largement le point, au niveau duquel le pédoncule cérébelleux moyen se dégage de la substance cérébelleuse pour gagner la protubérance annulaire.

---

(1) L'hémisphère droit du cervelet et les autres parties de l'encéphale, interrogés avec soin, ne nous ont pas laissé apercevoir de lésion appréciable.

Les éléments nerveux, dissociés par suite de la formation de la cavité accidentelle de l'hémisphère du cervelet, sont trop irré-gulièrement disséminés pour qu'on puisse reconnaître, au milieu du sang qui les imprègne, une partie du cervelet, à l'exclusion d'une autre. Toutefois, le siége de cette cavité, au centre de la substance nerveuse, permet de penser que le corps rhomboïdal tout entier a été détruit. Dans le but de nous en assurer plus complétement, nous avons pratiqué des coupes horizontales inté-ressant la pulpe cérébelleuse, successivement, des parties su-perficielles vers les parties centrales. Or, aucune des coupes ne rencontrant le corps dentelé avant d'arriver jusqu'à ne plus laisser qu'une mince paroi à la cavité hémorrhagique, et cette paroi ne le renfermant pas non plus dans son épaisseur, il est nécessaire que le noyau qu'il forme ait été compris au nombre des éléments dissociés par l'épanchement sanguin. La cavité accidentelle est d'ailleurs beaucoup plus largement développée aux dépens de tout le segment inférieur de l'hé-misphère, que du côté du segment supérieur. Il en résulte que la paroi supérieure de la cavité hémorrhagique est de beaucoup plus épaisse que la paroi inférieure; aussi, est-ce sur cette der-nière que portent les deux solutions de continuité, par lesquelles le sang épanché a trouvé une issue au dehors. Enfin, il n'est peut-être pas sans intérêt de faire remarquer que, sur cette paroi (déjà la moins épaisse), c'est au niveau de points moins résistants que les autres, à l'état normal, que s'est faite la rupture ; à savoir, dans l'un des sillons les plus profonds du cervelet, et, d'autre part, sur un des points de la surface au niveau de laquelle le pédoncule se dégage de la substance cérébelleuse.

J'ajouterai, du reste, qu'à part la perte de consistance, que l'hé-misphère tout entier devait à l'existence d'un épanchement de liquide, mal contenu dans son épaisseur, sa substance n'offrait pas les apparences d'un tissu ramolli; dans les parties périphé-riques, la consistance était normale, et dans celles qui formaient les parois immédiates de la cavité hémorrhagique, la résistance, un peu plus faible au doigt, paraissait résulter de l'infiltration d'une certaine quantité de sérum épanché.

J'aurais voulu pouvoir rechercher la cause prochaine de l'hé-morrhagie ; mais les désordres qu'elle avait produits elle-même, ne m'ont pas permis de porter plus loin mes investigations. Je désire seulement établir que le point de départ de l'hémorrhagie appartient bien au cervelet lui-même ; car, si les deux points par lesquels l'épanchement communiquait avec l'extérieur pouvaient laisser croire à une origine différente, on devrait remarquer, d'un autre côté, que la substance cérébelleuse, au niveau de ces deux solutions de continuité, paraît avoir subi un degré de désorganisation moins avancé que celui qui était nécessaire pour permettre la formation d'une grande cavité hémorrhagique. Les vaisseaux artériels et veineux les plus voisins, dont quelques-uns étaient déjà athéromateux, ne laissent voir du reste aucune disposition qui autorise à rattacher à la dilatation pathologique de l'un d'eux la destruction progressive de la substance nerveuse jusqu'à formation d'une cavité accidentelle, dans laquelle le sang se serait ensuite épanché (1).

Remarques. — Après les détails que renferme déjà cette observation, nous ferons seulement remarquer que, chez notre malade, il y a eu plutôt affaiblissement et résolution générale que véritable paralysie. La paralysie incomplète des muscles du côté gauche de la face, survenue seulement dans les derniers jours, était directe et non croisée, et, d'après l'examen anatomique des parties lésées, elle paraissait résulter de la compression exercée sur le tronc du nerf facial par l'épanchement sanguin extra-cérébelleux. Il en est de même du nerf moteur oculaire externe, à la paralysie duquel paraît due la déviation du globe de l'œil gauche vers l'angle interne de l'orbite. Enfin, malgré sa situation, voisine du tronc facial correspondant, le nerf acoustique avait échappé à la compression, puisque l'ouïe était conservée des deux côtés.

Le malade n'ayant pu être observé que dans son lit, où il conservait presque toujours le *décubitus latéral droit*, pendant les derniers temps de son séjour à l'hôpital, nous n'avons pu rechercher s'il existait chez lui de la tendance au recul ou des mouvements d'un ordre particulier (rotation, manége), le corps ne

---

(1) Nous insistons à dessein sur ce détail qui pourrait paraître un peu subtil. Il a pour but de prévenir une interprétation étiologique qui, pour combler la lacune que nous sommes obligés de laisser dans notre observation, n'aurait pas cependant l'exactitude de son côté.

présentant non plus d'incurvation en arc, ni générale, ni partielle.

Quant aux vomissements, qui ne se sont pas montrés une seule fois chez notre malade, non-seulement d'une manière spontanée, mais même après l'administration d'une dose vomitive de tartre stibié, je ne puis laisser dans l'ombre leur absence, alors surtout que le vomissement spontané a été présenté comme un des symptômes importants de l'apoplexie cérébelleuse. Loin de constituer une exception à la règle que M. Hillairet s'est efforcé d'établir relativement à la valeur séméiologique de ce phénomène dans les hémorrhagies du cervelet, notre observation, dans laquelle nous ferons remarquer que les deux nerfs pneumo gastriques n'étaient pas intéressés, me paraît venir à l'appui de l'une des deux explications qui ont été données par ce savant observateur. On sait en effet que, suivant lui, le vomissement spontané, dans l'apoplexie cérébelleuse, peut être rattaché « soit à une étroite sympa- « thie existant entre l'estomac et le cervelet, soit à l'influence d'une « lésion concomitante de l'un des deux pneumo-gastriques, dont « les connexions avec la face inférieure ou antérieure du cervelet « sont si grandes (1). » M. Vulpian (2) professe une manière de voir semblable, lorsqu'il attribue les différents phénomènes de latéralité à la compression qu'exerce, sur les parties sous-jacentes, le lobe cérébelleux devenu plus volumineux (3).

(1) J.-B. Hillairet. *De l'hémorrhagie cérébelleuse* (ARCHIVES GÉNÉRALES DE MÉDECINE, V^e série, t. XI, p. 428. Paris, 1858 .

(2) A. Vulpian, *Leçons sur la physiologie générale et comparée du système nerveux*, recueillies par Ernest Brémond. Paris, 1866, p. 608.

(3) La note qu'on vient de lire et la pièce anatomique afférente ont été communiquées par nous à la Soc été de Biologie, dans la séance du 29 septembre 1866 (*Comptes-rendus des séances de la Société de Biologie*, 4me série, t. III, p. 99.— Paris, 1867; et *Gazette médicale de Paris*, IIIme série, t. XXI, p. 739. Paris, 1866).

ARTICLE HUITIÈME.

Cancer encéphaloïde de l'estomac : amélioration marquée et soutenue sous l'influence du régime lacté ; mort subite, par rupture vasculaire et épanchement de sang dans la cavité de l'estomac.

Le 28 février 1866, B..., imprimeur lithographe, âgé de 50 ans, est admis à l'Hôtel-Dieu dans le service de M. Barth (salle Sainte-Madeleine, n° 8). En octobre 1865, il aurait, dit-il, été pris de vomissements répétés, et un médecin appelé auprès de lui l'aurait considéré comme atteint de l'épidémie de choléra qui régnait alors à Paris. Cependant en l'interrogeant sur les symptômes concomitants qu'il aurait pu présenter, on acquiert la conviction qu'aucun de ceux qui caractérisent l'affection épidémique ne paraît avoir existé chez lui. Quoi qu'il en soit, B..., qui jusque-là n'était jamais malade, a, depuis cette époque, toujours vomi ses aliments, et il se présente aujourd'hui avec un état d'amaigrissement assez marqué, en même temps qu'il accuse une douleur vive occupant la région épigastrique.

Dès le lendemain du jour de son admission à l'hôpital, le malade eut encore un vomissement de matières acides, offrant la couleur du chocolat, et au milieu desquelles on pouvait reconnaître assez facilement, outre un sang altéré, des substances alimentaires qui paraissaient avoir subi un commencement de digestion. M. Barth conclut à l'existence d'un cancer de l'estomac, et le malade fut soumis à l'usage exclusif du lait additionné d'eau de chaux.

Désormais, les vomissements ont cessé de se produire, en même temps que la douleur épigastrique cédait à l'application locale d'un emplâtre de thériaque.

Peu à peu l'état général s'améliore, les forces reviennent, et le 27 mars, le malade se sentant très-bien put prendre un bouillon qui fut complétement conservé. Les jours suivants, B... fut graduellement ramené au régime ordinaire, l'embonpoint qu'il avait perdu semblait lui revenir, et, quoique le diagnostic primitivement posé parût solidement établi, on pouvait avoir l'espoir de voir s'amoindrir la gravité du pronostic. Néanmoins, M. Barth crut prudent de suspendre son jugement, sans rien décider de plus à cet égard.

Le 1er avril, le malade rejeta quelques glaires par le vomissement, mais non point les aliments qu'il avait pris d'ailleurs en petite quantité. La douleur était de nouveau revenue à la région épigastrique, et la palpation faisait rencontrer à son niveau une certaine résistance sous les doigts. Dès lors, les forces déclinèrent, M. Barth constata l'existence d'une ascite commençante, la cachexie devenait de plus en plus prononcée, et cependant le malade ne vomissait pas.

B... vécut ainsi pendant plusieurs jours; mais rien n'annonçait chez lui l'imminence d'une terminaison fatale. Le 20 avril, il s'était même levé pour laisser faire son lit; mais bientôt il s'affaissa sur lui-même, en disant qu'il se sentait étourdi, et l'infirmier dut le replacer dans son lit, où il expira presque aussitôt en rejetant par la bouche un peu de sang.

Quelques instants plus tard, au moment de la visite du matin, nous trouvions le tégument décoloré, plus pâle encore qu'il ne l'était déjà pendant la vie, exsangue, en un mot, et M. Barth pensa qu'une rupture de quelque vaisseau important avait dû se produire dans l'estomac.

Autopsie pratiquée vingt-six heures après la mort. — A l'ouverture de l'abdomen, il s'écoula au dehors un litre environ d'une sérosité légèrement rosée. L'estomac, fortement distendu, adhérait, d'une part, en bas avec le côlon transverse, et, d'autre part, avec le foie, au niveau du pylore et de la petite courbure. Après avoir enlevé avec précaution les divers organes contenus dans la cavité abdominale, sans rencontrer sur aucun d'eux d'altérations qui aient appelé notre attention (1), nous avons successi-

---

(1) Notons seulement que la rate avait un volume à peu près double de celui qu'elle présente ordinairement, sans offrir d'ailleurs aucune particularité remarquable. Le rein droit était un peu hypertrophié.

vement incisé l'œsophage suivant sa longueur, puis l'estomac selon sa grande courbure. L'œsophage nous parut normal : dans l'estomac, au contraire, nous trouvons d'abord une masse volumineuse, formée d'un sang noir, coagulé, dont l'accumulation paraissait assez récente, et qui contribuait puissamment à l'augmentation du volume extérieur de l'organe. Cette masse une fois enlevée, les surfaces du cul-de-sac de l'estomac et de la grande courbure nous apparaissent avec leur état normal; tandis que l'espace limité par la petite courbure, le pylore et les faces antérieure et postérieure de l'organe, est rempli par une masse remarquable, étendue en collerette fongiforme, et composée de matière encéphaloïde (1). Au milieu de cette masse, nous avons vainement cherché le siége de la rupture vasculaire qui avait donné lieu à l'hémorrhagie ; mais, à en juger par l'abondance du sang épanché, et aussi par le siége même des points ulcérés que présente le champignon encéphaloïde placé sous nos yeux, il y a tout lieu de croire que la lésion vasculaire a porté sur l'artère gastro-épiploïque droite ou sur la coronaire stomachique.

Remarques. — Dans l'histoire du malade qui nous a fourni le sujet de cette observation, nous avons été frappé surtout par la rémission assez longue et complète des symptômes caractéristiques, rémission prononcée à ce point, que M. Barth, après avoir établi un premier diagnostic trop justement fondé, eut un mo-

----

(1) M. Cabadé, l'un des élèves attachés au laboratoire de M. le professeur Ch. Robin, nous a remis la note suivante relative à l'examen microscopique de cette matière encéphaloïde : « L'incision de la tumeur laisse s'échapper des parties divi-
« sées un liquide analogue au suc dit *cancéreux*. Ce suc, examiné au microscope,
« renferme : 1º une très-grande quantité de corps fibro-plastiques appartenant,
« pour la majeure partie, à la variété fusiforme, tandis qu'il y en a très-peu de la
« variété étoilée. Ces corps sont plus ou moins déformés par un commencement
« d'altération cadavérique. A leur centre se voit un noyau assez volumineux,
« pourvu de 1 à 2 nucléoles brillants. 2º En beaucoup moindre quantité, des cel-
« lules assez considérables, plus ou moins déformées, pourvues d'un ou deux
« noyaux, jamais plus. Leur forme ne s'écarte pas beaucoup de l'ovoïde ; quelques-
« uns sont presque sphériques. 4º Une matière amorphe très-fluide. »
M. Cabadé pense que « les cellules précédemment indiquées ne sont autre chose
« que des corps fusiformes altérés ; car, le lendemain, une préparation identique
« du même fragment de tumeur laisse voir des cellules en très-grande majorité,
« tandis que les corps fibro-plastiques sont plus rares de beaucoup. »

ment l'espoir d'avoir à le modifier. Enfin, un dernier fait nous a engagé à publier cette observation, quoique les exemples n'en soient pas très-rares : c'est l'hémorrhagie ultime qui a entraîné fatalement la mort du malade. Outre la gravité considérable, inhérente aux ruptures vasculaires qui déterminent des épanchements sanguins de cette importance, la gastrorrhagie qui survint chez notre malade offre encore ce caractère intéressant, d'avoir subitement entrávé le cours d'une existence qui paraissait jusquelà s'améliorer considérablement : enfin, outre cette amélioration constatée dans l'état général du malade, l'inspection anatomique des diverses parties de l'estomac, en faisant constater l'état d'intégrité à peu près parfaite des parois du viscère, permet de croire que, si l'épanchement sanguin ne s'était pas interposé, les lésions n'étaient pas absolument incompatibles avec une durée plus longue de la vie (1).

---

(1) Cette note et la pièce anatomique afférente ont été présentées par nous à la Société de Biologie de Paris, dans la séance du 5 mai 1866 (*Comptes-rendus des séances de la Société de Biologie,* 4me série, t. III, p. 55. – Paris, 1867; et *Gazette médicale de Paris,* 3me série, t. XXI, p. 464).

ARTICLE NEUVIÈME.

Cancer de l'estomac (région pylorique), de la première portion du duodénum et de la tête du pancréas ; extension de la masse cancéreuse autour de la vésicule biliaire demeurée intacte ; nodosités cancéreuses isolées dans le foie ; absence d'ictère et d'ascite ; intégrité des voies biliaires et de la veine porte ; vomissements fréquents des matières alimentaires ingérées ; dilatation marquée de l'orifice pylorique de l'estomac.

Lambel (Antoine), âgé de 69 ans, exerçant depuis longues années la profession de porteur d'eau, était entré à l'Hôtel-Dieu le 30 septembre 1866 (salle Sainte-Madeleine, n° 20, service de M. le docteur Barth, suppléé par M. Dumont-Pallier).

L'aspect cachectique du malade, la notion de son âge et la teinte jaune paille du tégument nous portent, de prime abord, à rechercher l'existence d'une lésion carcinomateuse. Interrogé au point de vue des troubles fonctionnels qui ont pu survenir du côté des voies digestives, le malade nous apprend que, depuis longtemps, la digestion est devenue pénible pour toute espèce d'aliment, quoique d'ailleurs l'appétit soit conservé. Il vomit souvent, à pleine cuvette, des matières qu'il reconnaît parfois pour des aliments pris depuis un jour ou deux ; mais jamais, dit-il, il n'a rejeté ainsi rien qui ressemble à du marc de café, à de la suie ou à du chocolat ; il ne se rappelle pas non plus avoir vomi rien qui ressemble à de la bile. Souvent et depuis longtemps, ajoute-t-il, des matières, qui paraissent avoir été des mucosités, lui viendraient à la bouche dans le cours de la journée. Enfin, pour compléter les renseignements relatifs à l'état des voies digestives, le malade nous assure n'être pas habituellement sujet à la diarrhée, et avoir plutôt de la tendance à la constipation (1).

En recherchant, dans l'examen de la région pylorique de l'abdomen, à découvrir par le palper quelque tumeur dont la présence nous éclairât sur la cause présumable des troubles de la digestion, les muscles de l'abdomen étant amenés au relâchement, nous avons pu sentir assez nettement une masse dure, résistante, inégale, bosselée, placée au-dessous du bord tranchant du foie, au niveau de la fossette de la vésicule biliaire. En enfonçant doucement les doigts aussi profondément que possible, il nous parut que cette masse se prolongeait en arrière, vers la colonne vertébrale, et à gauche dans la direction de la région épigastrique. A part les pulsations, qui nous ont paru lui être communiquées par l'aorte, la masse que nous avions sous les doigts n'était le siége d'aucun battement particulier, le malade n'accusait spontanément aucune douleur lorsque la compression était modérée ; à peine disait-il en ressentir un peu quand, insistant sur ce mode d'exploration, on appelait en même temps son attention sur le phénomène que nous recherchions. Le malade finit alors par nous dire qu'il avait souffert déjà depuis longtemps dans cette région ; mais il lui fut impossible de préciser la forme qu'avait pu revêtir la douleur, et quand, dans le désir de pouvoir joindre ce nouveau signe à ceux que nous avions déjà pour compléter le diagnostic, nous indiquions la ressemblance possible de la douleur avec la sensation que ferait éprouver la pression d'une barre de métal, le malade nous déclara n'en avoir jamais ressenti de pareille.

Le pouls n'annonçait aucun état fébrile, il était en rapport avec l'état de faiblesse générale qu'entretenaient encore des insomnies habituelles. La locomotion était devenue très-pénible, en raison même de cette faiblesse, et par le fait d'une complication datant déjà de plusieurs mois, mais qui, dans les dernières

---

(1) Nous avons omis de demander au malade s'il avait eu antérieurement du ptyalisme, mais nous pouvons affirmer que, pendant son séjour à l'Hôtel-Dieu, aucun indice de ce phénomène n'a jamais appelé l'attention. Ce symptôme paraît du reste avoir perdu de la valeur qu'on lui attribuait autrefois volontiers dans les maladies du pancréas, alors qu'on était, par les seules données anatomiques, amené à assim ler la fonction de cette glande à celle des glandes salivaires.

semaines, avait pris un plus grand développement : c'était un œdème des membres inférieurs, prononcé surtout pour celui du côté droit, sans qu'on pût sentir de cordons noueux retraçant sous le doigt explorateur le trajet d'une veine obstruée.

Le malade se tenait habituellement dans le décubitus dorsal, il ne toussait pas ; la respiration était calme, et nous aurons donné tous les renseignements que nous avons pu recueillir, si nous ajoutons que l'urine ne nous a jamais offert les signes caractéristiques de la présence de l'albumine.

Pendant les quelques jours qui suivirent, nous n'avons eu à observer rien qui n'eût été noté dès le début de notre observation, si ce n'est, d'une part, les matières alimentaires, incomplétement digérées, qui, dans trois occasions, furent rejetées devant nous par le vomissement, et, d'autre part, les selles, très-peu abondantes, revenant régulièrement tous les deux jours, et n'offrant dans leur consistance ou dans leur coloration aucune modification qui différât de l'état normal d'une manière appréciable.

Le malade succomba, sans bruit, dans la matinée du 15 octobre 1866.

Autopsie. — A l'examen nécroscopique, fait quarante-huit heures après la mort, l'estomac, largement distendu par des gaz, remplit une grande partie de l'abdomen et refoule les organes voisins.

Nous détachons la glande hépatique, de façon à la rabattre en avant et à pouvoir examiner en place l'arrière-cavité des épiploons, qui nous apparaît sans lésion appréciable. Ayant alors achevé d'enlever d'une seule pièce le foie, le pancréas, l'estomac, le duodénum et le côlon transverse, nous constatons un épaississement marqué de toute la portion pylorique de l'estomac. En relevant le bord tranchant du foie dans la partie correspondante, nous voyons apparaître une masse, du volume d'un petit œuf de poule, étendue depuis le pylore épaissi jusqu'à la fossette de la vésicule biliaire, de façon à masquer complétement cette vésicule elle-même qu'elle entoure étroitement.

En incisant la substance du foie, qui, du reste, offre l'aspect normal, nous rencontrons, seulement dans le lobe droit, quatre nodosités évidemment cancéreuses.

Revenant alors à l'examen de l'estomac, après l'avoir incisé suivant sa petite courbure, nous trouvons la surface interne de la muqueuse déjà envahie sur plusieurs points par un état de ramollissement qui paraît être d'origine cadavérique ; puis, tout à coup, sans que les parties les plus voisines paraissent être atteintes, s'élève, au niveau de la région pylorique, une surface irrégulièrement végétante, lisse, nullement érodée, quoique anfractueuse, et ayant bien nettement, par sa consistance, l'aspect du cancer encéphaloïde. L'orifice pylorique, transformé du reste en un véritable canal, n'est nullement rétréci ; il n'existe plus guère que comme siége, et non plus comme forme ni comme étendue. Il livre aisément passage à plus de deux doigts, et établit une libre communication entre la cavité de l'estomac et celle du duodénum, dont la première portion, également dilatée, présente à sa surface muqueuse une disposition semblable.

Dans le but de savoir quelle pouvait être la nature de la masse qui nous cachait la vésicule biliaire, nous avons alors renversé en avant et examiné, par sa face postérieure, cette masse, après l'avoir détachée de la fossette, à laquelle elle n'était reliée d'ailleurs que par un peu de tissu cellulaire. Il nous fut facile de constater sur cette face l'existence de quelques plis membraneux, qui paraissaient appartenir à la vésicule biliaire. Une incision, pratiquée suivant le plus grand diamètre de ces plis et de la masse dure et résistante qui les portait à sa face postérieure, mit à nu une surface d'apparence muqueuse, colorée en jaune verdâtre, et renfermant une très-faible quantité d'un liquide de même couleur. En écartant les bords du pli membraneux sur lequel avait porté l'incision, il devint évident que nous avions ouvert la paroi inféro-postérieure de la vésicule biliaire, paroi demeurée libre et non tendue; tandis que la paroi antérieure, dont la surface muqueuse se trouvait mise à nu, était tendue sur la masse indurée qui lui servait de support et était située au-devant d'elle. La cavité de la vésicule biliaire se trouvait ainsi considérablement effacée, mais sans adhérence de l'une de ses parois à l'autre.

La surface muqueuse offrait assez bien l'aspect normal, quoique, lorsqu'on passait légèrement le doigt sur elle, on pût sentir quelques petites élevures nodiformes. En incisant l'une de ces

dernières, nous avons pu voir qu'elle était formée par un no-
dus cancéreux, développé exclusivement dans le tissu sous-
muqueux. La paroi propre de la vésicule, incisée sur d'autres
points, paraît saine dans toute son épaisseur; une dissection difficile permet à peine de l'isoler de la masse sous-jacente. Cette
dernière ayant été incisée à son tour dans toute son épaisseur,
suivant son plus grand diamètre, se montre tout entière formée
de tissu cancéreux, à forme squirrheuse, criant sous le scalpel,
et se continue directement avec la paroi du pylore, envahie elle-
même par le produit morbide.

L'inspection des parties immédiatement voisines permet de
constater que les canaux cystique, hépatique et cholédoque ont
été respectés par l'envahissement carcinomateux, ainsi que la
portion du duodénum dans laquelle vient aboutir le dernier de
ces conduits. Quant à la première portion du duodénum, rétrécie
au niveau de son union avec la portion suivante, tandis que sa
surface muqueuse participe, comme nous l'avons déjà dit précédemment, à la lésion cancéreuse du pylore, sa paroi adhère intimement avec une masse indurée, granuleuse sous le doigt,
manifestement constituée par la tête du pancréas devenue plus
volumineuse. Une incision pratiquée sur cette masse permet de
reconnaître, au milieu des grains glanduleux, des traînées d'un
tissu résistant, blanchâtre, criant sous le scalpel, qui s'étendent
irrégulièrement dans tous les sens, mais qui aboutissent à un
noyau squirrheux développé au voisinage du pylore, avec lequel
il se continue.

Le côlon transverse adhère à l'extrémité inférieure de la masse
oviforme qui circonscrit la vésicule biliaire. Le bord non adhé-
rent du côlon ayant été incisé dans la partie correspondante, sa
surface muqueuse nous apparaît exempte de lésion ulcéreuse ou
autre, mais elle est largement soulevée par une masse dure qui
lui fait faire saillie dans la cavité intestinale. Une nouvelle incision nous montre la muqueuse saine dans son épaisseur et adhérente seulement à la masse qui la soulève.

Remarques. — Le fait que nous venons de rapporter est un
nouvel exemple de ces tumeurs carcinomateuses, qui, développées au milieu de la région pylorique, en quelque organe qu'elles

aient d'ailleurs pris naissance, en intéressent bientôt plusieurs antres, de structures très-différentes.

Mais, indépendamment de cet intérêt particulier, plusieurs autres raisons nous ont encore engagé à publier l'observation précédente. D'abord, au point de vue de la clinique, il n'est pas inutile de faire remarquer que les vomissements du malade, toujours dépourvus des caractères qui les font habituellement rattacher à l'existence d'une ulcération de l'estomac, paraissaient, en revanche, indiquer plutôt ici la présence d'un obstacle à la circulation du bol alimentaire. Ils n'étaient pourtant pas constants et revenaient seulement tous les deux jours : ce qui semblait annoncer qu'au lieu d'un rétrécissement du pylore, il pouvait y avoir, ou conservation des dimensions normales de cet orifice, ou exagération de leurs proportions. L'autopsie nous a montré qu'au lieu d'admettre le petit doigt (comme l'indiquent, pour l'état normal, les traités d'anatomie descriptive), le pylore était élargi au point d'admettre aisément deux doigts; il avait par conséquent disparu, et la partie supérieure du duodénum, élargie également (tandis que la portion suivante est un peu rétrécie), se continuait librement avec l'estomac, de façon à constituer un véritable ventricule de cet organe. Cette disposition pathologique nous paraît de nature à expliquer pourquoi, chez un homme qui, du reste, mangeait fort peu, les vomissements ne revenaient pas plus souvent que nous ne l'avons indiqué.

Pendant la vie, l'état cachectique du malade, le teint jaune paille des téguments, joints à l'existence de vomissements revenant tous les deux jours, avaient attiré l'attention vers la région pylorique, et, sans pouvoir préciser exactement le nombre des organes qui, dans cette région, étaient probablement envahis, il avait été possible, durant la vie, de reconnaître une masse assez volumineuse, irrégulièrement bosselée sous les doigts, située sous le bord tranchant du foie, au niveau du siége de la vésicule biliaire, et au delà, un peu plus profondément. Nous pouvions penser que le pylore, la tête du pancréas et peut-être le duodénum étaient envahis par le cancer ; mais rien ne nous autorisait à soupçonner la nature de la masse qui entoure ici la vésicule biliaire. Eussions-nous supposé que cette masse entourait, comme elle le fait, le réservoir de la bile, la plupart des faits rassemblés

O. LARCHER. *Études cliniques.* 5

par les auteurs nous auraient porté à admettre, en l'absence
même de tout ictère, l'existence d'un cancer de la vésicule. On
sait, en effet, que dans les altérations de ce genre qui portent sur
le réservoir de la bile, l'ictère manque le plus souvent (1). Or
chez notre malade, en dépit de la compression exercée par la
masse carcinomateuse sur la vésicule, en dépit de l'altération considérable de la tête du pancréas, jamais il n'y avait eu d'ictère,
et l'examen anatomique nous a fait constater l'état d'intégrité des
voies biliaires. Ce dernier état est d'autant plus remarquable
que, dans la plupart des observations de cancer du pancréas, on
a noté l'oblitération des conduits biliaires, et que, dans les cas
mêmes où aucune lésion de l'appareil biliaire n'est indiquée, l'ictère avait encore été observé. Quoique ce symptôme, d'après les
nombreux faits analysés, ait été récemment encore considéré par
M. E. Ancelet comme un épiphénomène très-fréquent des affec-
tions du pancréas (2), le fait que nous rapportons paraît devoir
s'ajouter au résultat des observations de Landsberg (3) et de quelques autres auteurs, pour faire maintenir que l'ictère n'est pas
constant dans les cas de lésion de la tête du pancréas. M. Ancelet,
qui, du reste, fait une réserve en faveur de ces exceptions, rappelle
même l'existence de treize cas dans lesquels, quoique les canaux
biliaires fussent néanmoins oblitérés, l'ictère n'est pas même indiqué. Dans le fait que nous publions, nous ferons remarquer
une dernière fois que les voies biliaires, sans doute un peu dé-
viées et comprimées sur un de leurs points principaux (la vési-
sule), avaient pourtant été respectées par le produit cancéreux,
circonstance qui, dans le cas particulier, prime de beaucoup, en
intérêt, l'absence de l'ictère.

Nous ajouterons encore qu'en rapport avec l'absence d'épanchement ascitique, nous avons constaté l'immunité des diverses parties
de l'appareil circulatoire hépatique et des veines en particulier,
que la tête du pancréas, devenue plus volumineuse, et les autres
portions de toute la masse carcinomateuse auraient pu intéresser
directement. Quant à l'œdème des membres inférieurs, observé

---

(1) F. Th. Frerichs, *Traité pratique des maladies du foie*, trad. française de
MM. L. Duménil et J. Pellagot. Paris, 1862, p. 694.

(2) E. Ancelet, *Etude sur les maladies du pancréas*. Paris. 1866, p. 63.

(3) Landsberg, *in* JOURNAL DE HUFELAND, 1840.

pendant la vie et persistant après la mort, il coïncidait avec la présence de thrombus constatés dans les veines crurales, iliaques externes et iliaques primitives ; et, quoique, dans un certain nombre de cas, la formation de ces concrétions sanguines paraisse pouvoir s'expliquer par le seul fait de l'affection carcinomateuse, la compression exercée sur la veine cave inférieure ne doit peut-être pas ici être laissée absolument en dehors de toute influence étiologique.

J'ai à peine besoin de faire remarquer que, s'il est singulier de voir la vésicule biliaire demeurée indemne derrière la masse cancéreuse qui l'entoure, il n'est du moins pas étonnant que l'affection pylorique se soit étendue de son côté, puisque dans l'état normal, selon M. le professeur J. Cruveilhier (1), « il n'est pas rare de voir le pylore adhérer à la vésicule biliaire. »

Une particularité qui, si le malade eût vécu un peu plus long-temps, eût pu devenir l'occasion de symptômes dont nous n'a-vons pu parvenir à établir l'existence, c'est le développement de la masse cancéreuse qui, soulevant au-devant d'elle la mu-queuse du côlon transverse, aurait fini sans doute par éroder cette dernière et donner lieu, soit à des selles sanguinolentes, soit à de la diarrhée (2).

---

(1) J. Cruveilhier.—*Traité d'anatomie descriptive*, 4me édition, publiée avec la collaboration de MM. Marc Sée et Ed. Cruveilhier, t. II. 1re partie, p. 121. Paris, 1865.

(2) La note précédente et les pièces afférentes ont été communiquées à la Société de Biologie en 1866 (*Comptes-rendus des séances de la Société de Biologie*, 4me série, t. III, p. 117-123. — Paris, 1867; *Gazette médicale de Paris*, 3me série, t. XXII, p. 144-145 ; Paris, 1867. *La Medicina*, 18 e 25 marzo, trad. p. Dre Maz-zitelli ; Napoli, 1867.

TABLE DES MATIÈRES.

Paris. A. PARENT, imprimeur de la Faculté de Médecine, rue Mr-le-Prince, 31.

ÉTUDES

PHYSIOLOGIQUES ET MÉDICALES

SUR QUELQUES LOIS DE L'ORGANISME

AVEC

APPLICATIONS A LA MÉDECINE LÉGALE

PAR

J.-F. LARCHER

DOCTEUR EN MÉDECINE,

ANCIEN INTERNE DES HÔPITAUX DE PARIS,

LAURÉAT DE L'INSTITUT DE FRANCE ET DE L'ACADÉMIE DE MÉDECINE DE PARIS

CHEVALIER DE LA LÉGION-D'HONNEUR, ETC.

1 vol. in-8 de 220 pages, avec figures.

Prix. . . . . . .   4 fr.

Paris, A. Parent, imprimeur de la Faculté de Médecine, rue Mr-le-Prince, 31.